Cardiovascular MRI in Congenital Heart Disease
An Imaging Atlas

先天性心脏病心血管MRI
影像图谱

原　著　［英］Shankar Sridharan　　Gemma Price

Oliver Tann　　Marina Hughes

Vivek Muthurangu　　Andrew M. Taylor

主　译　刘怀普（深圳市儿童医院）

主　审　刘　辉（广东省人民医院）

译　者　（按姓氏笔画排序）

王元祥　王可为　王鹏程　左昕玮

吴文智　周雯嘉　郑丰楠　黄骏荣

提运幸　潘晓兰

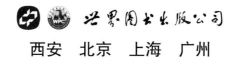

世界图书出版公司

西安　北京　上海　广州

图书在版编目（CIP）数据

先天性心脏病心血管 MRI 影像图谱 /（英）尚卡尔·斯里德哈兰（Shankar Sridharan）等编著；刘怀普主译. —西安：世界图书出版西安有限公司，2020.5
书名原文：Cardiovascular MRI in Congenital Heart Disease An Imaging Atlas
ISBN 978-7-5192-7434-4

Ⅰ. ①先… Ⅱ. ①尚… ②刘… Ⅲ. ①先天性心脏病—心脏血管疾病—核磁共振成像—诊断—图谱 Ⅳ. ① R541.104-64

中国版本图书馆 CIP 数据核字（2020）第 073431 号

First published in English under the title
Cardiovascular MRI in Congenital Heart Disease: An lmaging Atlas
by Shankar Sridharan, Gemma Price, Oliver Tann, Marina Hughes, Vivek Muthurangu
and Andrew M. Taylor, edition: 1
Copyright © Springer-Verlag Berlin Heidelberg, 2010*
This edition has been translated and published under licence from
Springer-Verlag GmbH, DE, part of Springer Nature.
Springer-Verlag GmbH, DE, part of Springer Nature takes no responsibility and shall
not be made liable for the accuracy of the translation.
封面图片改编自英文原著图 45.1、图 46.5、图 51.1

书　　名	**先天性心脏病心血管 MRI 影像图谱**	
	XianTianXing XinZangBing XinXueGuan MRI YingXiang TuPu	
原　　著	［英］Shankar Sridharan　　Gemma Price　　Oliver Tann	
	Marina Hughes　　Vivek Muthurangu　　Andrew M. Taylor	
主　　译	刘怀普	
责任编辑	马可为	
装帧设计	新纪元文化传播	
出版发行	**世界图书出版西安有限公司**	
地　　址	西安市高新区锦业路 1 号都市之门 C 座	
邮　　编	710065	
电　　话	029-87214941　　029-87233647（市场营销部）	
	029-87234767（总编室）	
网　　址	http://www.wpcxa.com	
邮　　箱	xast@wpcxa.com	
经　　销	新华书店	
印　　刷	西安雁展印务有限公司	
开　　本	787mm×1092mm　　1/16	
印　　张	10	
字　　数	90 千字	
版　　次	2020 年 5 月第 1 版	
印　　次	2020 年 5 月第 1 次印刷	
版权登记	25-2020-065	
国际书号	ISBN 978-7-5192-7434-4	
定　　价	118.00 元	

医学投稿　xastyx@163.com　‖　029-87279745　029-87284035
☆如有印装错误，请寄回本公司更换☆

Preface

译 序

　　与传统影像学手段相比，心血管磁共振（Cardiovascular Magnetic Resonance, CMR）对于先天性心脏病的诊断具有独特的价值。其具有无电离辐射、无创伤、无须碘造影剂、软组织对比度高、能直接进行三维重建及综合多功能心脏检查等优点，可同时对心脏内外的结构进行显像，其标记技术对姑息性先天性心脏病手术的评估，具有无与伦比的优势。

　　先天性心脏病 CMR 在我国尚处于发展阶段，国内仅有极少数单位具备该技术能力。刘怀普、潘晓兰、王元祥等译者多年从事儿童先天性心脏病的诊断和治疗工作，在青年医护人员中崭露头角，他们在临床一线工作中深切体会到 CMR 的重要性。他们翻译的这本《先天性心脏病心血管 MRI 影像图谱》，是由伦敦大学儿童健康研究所和大奥蒙德街儿童医院的 Shankar Sridharan 等主编。我仔细研读了这本译作，发现该书非常注重实用性，其简洁明了地阐述了常见先天性心脏病的成像方案，以示意图和实例的形式，详述各个标准成像平面，列举了大量先天性心脏病 CMR 影像，并按病种进行详细解读，是一本难得的佳作。

　　该书内容丰富、深入浅出，相信该书的出版会受到广大先天性心脏病工作者的欢迎，可供心血管外科医生、心血管内科医生、放射科医生和技师，以及心血管领域研究者阅读，也可供相关领域的医务人员、研究人员和高等院校的师生参考，希望该书的出版会对我国 CMR 的发展做出应有的贡献。

深圳市儿童医院 院长

麻晓鹏

Foreword

前　言

在过去的 10 年中，心血管磁共振（CMR）影像中心的数量激增。尽管这主要是满足成人缺血性心脏病的诊治需要，但先天性心脏病仍然是 CMR 的主要适应证之一。重要的是，随着先天性心脏病患儿的生存率大大提高，存在先天性心脏病后遗症的成人群体也在快速增长。

如果既往没有经验或没有经过正规的培训，对先天性心脏病患者的 CMR 图像的解读可能会很困难。本书的主要目的是创造一种便携式资源，以帮助相关专业人员对常见的先天性和结构性心脏异常的高质量磁共振或 CT 图像进行有效的解读。我们希望通过提供每种特定疾病的关键图像和对其磁共振表现进行清晰解读，提高读者对疾病的理解，协助他们对图像进行分析，并协助他们优化先天性心脏病的成像方案。

本书的内容代表了我们自己的实践。我们还没有对这些情况进行明确或详尽的描述。然而，我们希望为 CMR 的培训人员、CMR 影像中心的放射技师和技术人员、使用 CMR 的医生及其他相关人员，提供一份实事求是、简明扼要且令人赏心悦目的指南，使他们能通过查看这些工作中积累的病例记录而获得帮助。

希望这本书能助力你的日常实践和学习。

Shankar Sridharan

Gemma Price

Oliver Tann

Marina Hughes

Vivek Muthurangu

Andrew M.Taylor

于英国伦敦

Contents

目　录

1　技术问题 /1

2　全身麻醉下的 MRI 检查 /3

3　成像方案 /4

4　正常解剖——轴位 /8

5　正常解剖——冠状位 /10

6　正常解剖——矢状位 /12

7　成像平面——心室 /14

8　成像平面——左心室流出道 /16

9　成像平面——右心室流出道 /18

10a　成像平面——分支肺动脉 /20

10b　成像平面——胸主动脉 /21

11a　成像平面——三尖瓣 /22

11b　成像平面——二尖瓣 /23

12　成像平面——冠状动脉 /24

13　房间隔缺损 /26

14　静脉窦型缺损 /28

15　房室间隔缺损 /30

16　室间隔缺损 /33

17　主动脉瓣狭窄 /38

18　主动脉瓣关闭不全 /41

19　主动脉缩窄 /43

20　主动脉缩窄矫治术后的并发症 /47

21　主动脉弓离断 /49

22　主动脉环 /51

23　左肺动脉吊带 /54

24　马方综合征 /56

25　威廉姆斯综合征 /58

26　二尖瓣狭窄 /62

27　二尖瓣反流 /64

28　肥厚型心肌病 /66

29　扩张型心肌病 /69

30　心肌致密化不全 /71

31　法洛四联症 /73

32　法洛四联症：术后 /76

33　肺动脉瓣狭窄 /81

34　经皮肺动脉瓣植入 /83

35　肺动脉闭锁合并室间隔缺损 /87

36　大动脉转位：大动脉调转手术 /89

37 大动脉转位：Senning 和 Mustard 手术 /93

38 大动脉转位合并室间隔缺损及肺动脉狭窄 /97

39 先天性矫正型大动脉转位 /100

40 永存动脉干 /104

41 右心室双出口 /107

42 左心室双入口 /110

43 左心发育不良综合征：Norwood 1 期 /112

44 双向腔静脉 – 肺动脉分流（Glenn 术）/116

45 Fontan 型循环（三尖瓣闭锁）/119

46 全腔静脉 – 肺动脉连接 /123

47 冠状动脉畸形 /126

48 左冠状动脉异常起源于肺动脉 /130

49 川崎病 /132

50 完全性肺静脉异位引流 /135

51 部分性肺静脉异位引流 /137

52 三尖瓣下移畸形（Ebstein 畸形）/140

53 右侧异构 /143

54 左侧异构 /146

55 延伸阅读 /149

1 技术问题

儿科的挑战

- 婴幼儿行心脏磁共振成像（MRI）检查所面临的成像技术困难会更大。
- 最佳图像质量可能会因为以下原因而受到影响：
  - ·解剖结构尺寸较小；
  - ·心率较快；
  - ·图像采集时间短（无法或难以屏住呼吸）。
- 成像方案应优先采集与诊断相关的关键图像，以防患者不配合检查。

1. 空间分辨率

　　较小的解剖结构则需要较小的视野和较薄的层厚来进行成像，这就导致图像分辨率虽然得到提高，但却相应降低了图像的信噪比（S∶N）。可以通过以下方法进行补偿：
- 增加采集次数（缺点是增加扫描时间）。
- 删除并行成像功能（缺点是增加扫描时间）。
- 使用更稀疏的矩阵提高诊断图像的质量，代价是降低分辨率。

2. 选择适当的磁共振线圈

　　选择适当的线圈对于最大限度地提高信噪比是很重要的。
- 新生儿或较小的患儿应该使用一个专用的肢体线圈（膝关节线圈）。
- 射频线圈可降低噪声，提高信噪比。

- 如果患儿足够大，那么联合采用体部矩阵线圈和脊柱线圈就可以达到很好的效果。

3. 较快的心率

　　婴幼儿较快的心率使R-R间期缩短。
- 对于重复时间（TR）长于R-R间期的序列，可以使用第二或第三个R波作为触发点，这样有助于更多时间进行纵向磁化的适当恢复。
- 对于电影序列成像，减少每帧图像的相位编码数量可以缩短每帧图像的采集周期，从而提高时间分辨率和图像清晰度，但是会增加扫描时间。

4. 减少运动伪影的策略

- 游戏疗法或者检查前参观扫描仪可以帮助患儿克服一些焦虑，并提升在磁体内的安静程度。
- 安装DVD或视频系统有助于患儿更长时间地分散注意力以配合检查。
- 对于难以配合屏气的患儿，可以在自由呼吸下采集图像：
  - ·可以使用手动匀场技术，这对于将流动伪影最小化至关重要，尤其是对于平衡SSFP（b-SSFP）序列；
  - ·将采集次数由1次增加到3次；
  - ·使用呼吸补偿方法获得数据，例如使用导航回声、相位重新排序算法；
  - ·使用实时成像序列（在成像系统

允许的情况下）采集数据。

5. 儿童患者中造影剂的应用

对于血管造影，我们使用 0.2～0.4mL/kg 钆特酸葡甲胺（多它灵，法国加柏公司），相当于 0.1~0.2mmol/kg。所有钆造影剂都需要按照机构和国家指南给予，以避免发生肾性系统性纤维化（NSF）。有关这方面的更多信息请参见英国皇家放射学会关于这一主题的文件：http://www.rcr.ac.uk/docs/radiology/pdf/BFCR0714_Gadolinium_NSF_guidanceNov07.pdf

6. 其他可替代的影像检查

如果磁共振（MR）评估受到技术限制或阻碍，CT 可能是有用的替代方法。

2　全身麻醉下的 MRI 检查

儿童磁共振（MR）全身麻醉的适应证

世界各地的做法各不相同，但在英国大多数医疗中心，7 岁以下儿童需在全身麻醉下行心血管 MR 检查。

儿科心脏成像的一般安全问题

- 在麻醉前，对患儿进行金属方面的检测，同时对家长进行安全问卷调查。
- 每个患儿的麻醉都应该由高年资心脏麻醉医生进行。
- 全方位监测：脉搏血氧饱和度、呼气末气体分析、心电图、无创血压。
- 将患儿用棉垫或毯子裹起来以保暖。
- 麻醉医生通过一条 10m 长的呼吸支持系统与患儿连接，在 MR 控制室进行操控。
- 在控制室内通过断开电路来控制患儿被动呼气时的屏气。
- 存在大的无效腔时禁止低通气麻醉。
- 在心脏 MR 麻醉室进行麻醉复苏和拔管，要确保整个团队都熟知心脏停搏的抢救流程。

最重要的是，必须等患儿从 MR 室出来后再进行麻醉复苏，不得将复苏车等金属物件带入扫描室。

环境和物理限制

在 MR 环境下行全身麻醉有很多挑战：

- 在扫描过程中，难以接触患儿和呼吸机设备。
- 对于磁铁设备，医护人员和患儿都需要注意安全。
- 监测设备可能存在射频干扰。

婴幼儿 MR 特殊的技术考量

- 需要长时间多次的屏气，这会导致缺氧。屏气之间需要调控呼吸机进行适当的暂停。
- 在图像采集过程中，可靠的心电图对门控至关重要。
- 密切监测患儿体温，MR 扫描室的低温环境会增加患儿体温过低的风险，尤其是婴幼儿。

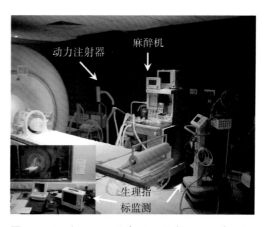

图 2.1　图片显示的是我们一个专门的儿童心脏 MR 室。控制室内的监护设备和较长的麻醉管，使麻醉医生在 MR 扫描期间可以坐在控制室进行操控

3 成像方案

表 3.1 特定病种的推荐成像方案

病种	定位图横轴位黑血图	垂直长轴	四腔心切面	房室间切面	连续短轴切面	肺动脉	主动脉	上腔静脉	3D SSFP	右心室流出道电影	左心室流出道电影	主动脉（血流）	肺动脉（血流）	延迟钆增强造影	灌注	注意事项
分流																
房间隔缺损，室间隔缺损，房室间隔缺损	√	√	√	√	√	√	√		±	√	√	√	√			房室间隔缺损视为复杂先天性心脏病。室间隔缺损或不用 CE-MRA
瓣膜																
主动脉瓣狭窄 / 关闭不全	√	√	√	√	√		√		±	±	√	√	±	±		
二尖瓣狭窄 / 关闭不全	√	√	√	√	√				√	√	√	√	√			
主动脉																
缩窄，血管环和吊带，马方综合征	√	√	√	√	√		√	√	√	±	√	√	±	√		心电门控 CT 适用于主动脉缩窄支架支架的评估
右心室流出道 / 肺动脉																
肺动脉狭窄，法洛四联症，肺动脉闭锁，大动脉转位，永存动脉干	√	√	√	√	√	√	√		√	√	√	√	√	√	±	心电门控 CT 适用于支架的评估
心肌病																
肥厚型心肌病，扩张型心肌病，心肌致密化不全	√	√	√	√	√				±	±	√	√	±	√	√	

续表

病种	心室电影序列					对比增强磁共振血管造影(CE-MRA)				血流					注意事项
	横轴位黑血定位图	垂直长轴	四腔心切面	房室切面	连续短轴	3D SSFP	主动脉	上腔静脉	肺动脉	右心室流出道电影	左心室流出道电影	主动脉	延迟钆增强造影	延迟灌注	
冠状动脉															
畸形，左冠状动脉异常起源于肺动脉，川崎病	√	√	√	√	√	√	√				√	√	±		使用薄层 3D SSFP 心电门控冠状动脉 CT 用于确定狭窄程度
复杂先天性心脏病															
右心室双出口，左心室双入口，矫正型大动脉转位，左心发育不良综合征，双向腔静脉-肺动脉吻合（BCPC），Fontan，全腔静脉-肺动脉吻合（TCPC），Ebstein 畸形	√	√	√	√	√	√	±	√	√	√	√	√	±		延迟 CE-MRA 对于 BCPC（Glenn 术），Fontan 术和 TCPC 术后的循环评估很必要。延迟钆增强造影和应激灌注在某些情况下可能有用

表 3.2 成像方案（按照工作流程的标准序列和切面）

序　列	扫描定位	第一目标	第二目标
定位图	单次激发 b-SSFP 图像	3 个正交平面的 3 幅图像	心脏位在扫描仪中心	
连续横轴	呼吸导航，心电门控，"黑血"图像（HASTE 或 TSE）连续横轴位图像	覆盖范围从肝脏到颈部 包含主动脉弓及近端分支 包含体循环静脉及肺静脉	为后面的电影图像切面做定位	提供胸部解剖图像
心室长轴（RVLA/LVLA）	屏住呼吸，心电门控，b-SSFP 电影成像	在连续横轴位图像上 扫描线穿过心室长轴，从房室瓣中点至心室尖	四腔心切面的扫描定位	评估前壁及下壁心肌，房室瓣，心室大小
房瓣	屏住呼吸，心电门控，b-SSFP 电影成像	在连续横轴位图像上 扫描线平行于房室瓣，并位于房室瓣心尖侧 在右心室长轴及左心室长轴图像上检查扫描线的方向是否平行于房室瓣的垂直轴	四腔心切面及左室流出道切面的扫描定位	评估房室瓣功能
四腔心切面	屏住呼吸，心电门控，b-SSFP 电影成像	在房室瓣切面图像上 扫描线穿过两个房室瓣口 在左心室长轴图像上检查扫描线是否通过二尖瓣中点及左心室心尖 在右心室长轴图像上检查扫描线是否通过三尖瓣中点及右心室心尖	评估心房大小、心室大小及功能，室壁运动，房室瓣反流	连续短轴图像的扫描定位
连续短轴	屏住呼吸，心电门控，b-SSFP 电影成像	在四腔心切面的舒张末期图像上 扫描线位于双侧房室瓣的瓣膜附着点，特别注意要把整个心室基底部血池包含在内 在垂直长轴图像上，检查第一个切面是否垂直于房室瓣的瓣膜附着点 然后连续切面覆盖整个心室直达心尖	提供心室容积评估所必需的图像	评估室间隔，心室肌形态及室壁异常运动，流出道

续表

序　列	扫描定位	第一目标	第二目标
MR血管成像	屏住呼吸、非心电门控 钆造影剂按0.2~0.4 mL/kg注射 钆造影剂：注射速率2 mL/s，并用5 mL生理盐水冲洗；大龄儿童：注射速率3 mL/s，并用10 mL生理盐水冲洗	各向同性体素（1.1~1.6 mm）。在连续轴位图像（HASTE）上定位以获取冠状位原始数据，包括前后胸壁和肺。采用示踪剂团注触发图像采集，以保证目标区域内信号最高。常规采集2次，2次采集间年幼儿童无须间隔，大龄儿童间隔15s	胸廓内大、小血管图像的血管造影成像。较少受到低流速或端流造成的伪影响。第2次图像采集可以评估体循环及肺循环的静脉解剖	对选择的血流进行测定评估。可延伸进行时间分辨血管造影或四维血管造影成像
3D b-SSFP	自由呼吸、呼吸导航、心电门控。舒张期数据采集最佳，心动过速的患者在每个心动周期采用触发采集信号。采集时间为8~15min	在连续轴位图像（HASTE）上定位以获取矢状位原始数据。各向同性体素（1.1~1.6 mm）。呼吸导航仪放置在横膈右侧中部，避免放置在横膈顶	提供心脏解剖的高分辨图像，包括冠状动脉。可以进行多平面重建	对解剖复杂的患者可以做进一步的图像切面位
左心室流出道	屏住呼吸、心电门控、b-SSFP电影成像	在房室瓣的电影图像上，扫描线穿过主动脉瓣底部及二尖瓣口中点。在左心室长轴电影图像上检查扫描线是否穿过左心室心尖。从这个横切面上可以获得左心室流出道两个正交切面的电影图像	获得流出道形态。评估半月瓣功能	用于相位对比流速图的扫描定位。用于半月瓣扫描定位的正面图像扫描定位
右心室流出道	屏住呼吸、心电门控、b-SSFP电影成像	在连续横切面上可以获得右心室流出道两个正交切面的电影图像	获得流出道形态。从扫描线穿过肺动脉干，评估半月瓣功能	用于相位对比流速图的扫描定位。用于半月瓣扫描定位的正面图像扫描定位
大血管血流	自由呼吸、心电门控平面相位对比血流成像	在流出道正交图像上，扫描线收缩期时应对应于瓣叶远端，以避免端流区。选择最佳的流速编码以保证准确度及避免图像混叠	获取血流容积，计算反流率。测量心室每搏输出量	测量肺循环与体循环血流比率（Qp：Qs）。评估有无分流及分流速度计算分流量

4　正常解剖——轴位

横断面或轴向平面有助于研究 4 个心腔及心包的形态和相互关系。

图中（a）至（f）显示了头—足位的轴向平面。

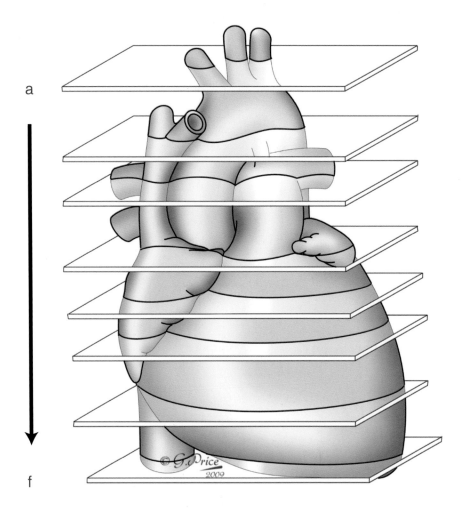

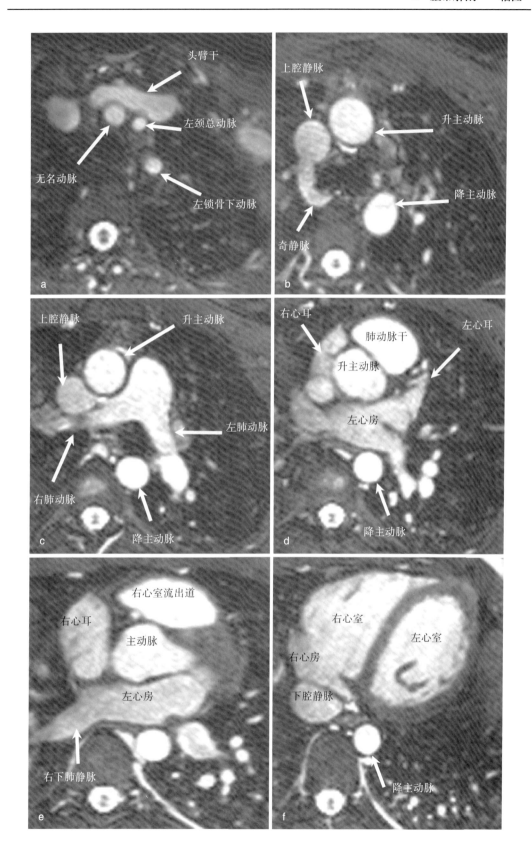

5　正常解剖——冠状位

正位图像或冠状位图像最有助于观察左心室流出道（LVOT）、左心房及肺静脉。

图中（a）至（f）显示了自心尖到心底的冠状位平面。

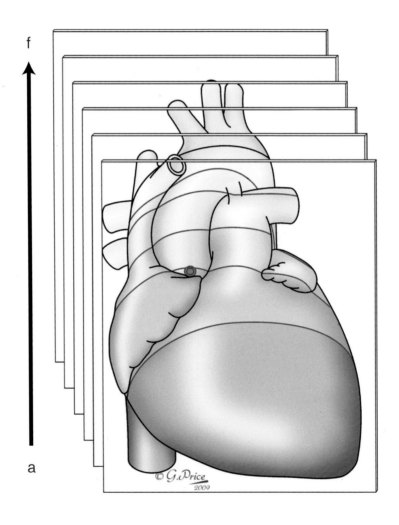

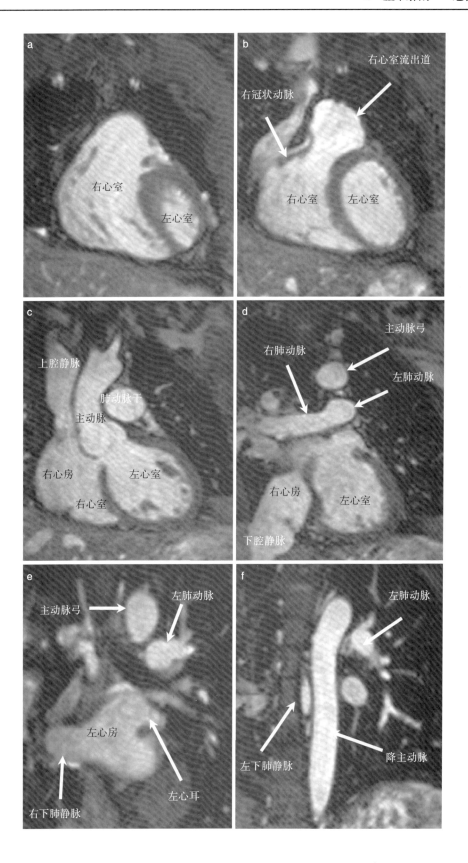

6　正常解剖——矢状位

矢状位图像可用于观察心室及大血管的连接。

图中（a）至（f）显示了心脏由右向左方向的矢状位平面。

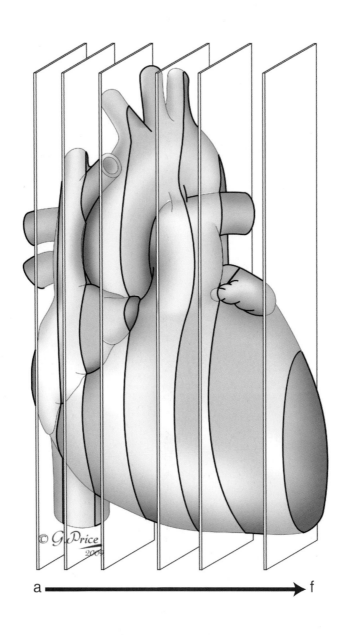

a ━━━━━▶ f

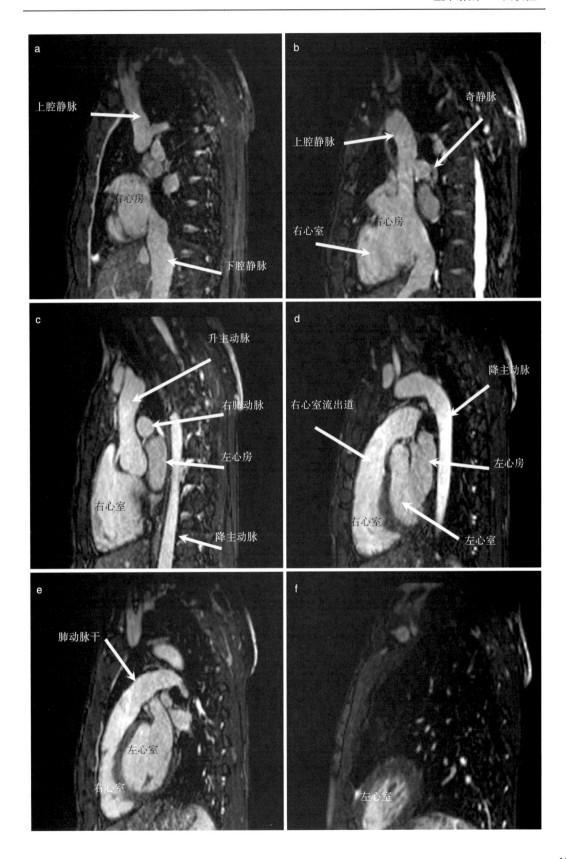

7 成像平面——心室

采用 HASTE 序列的连续横轴位图像进行扫描定位,应用 b-SSFP 序列进行扫描。

这些图像显示了正常心脏的检查程序,同样的扫描规则适用于任何心室排列的患者。

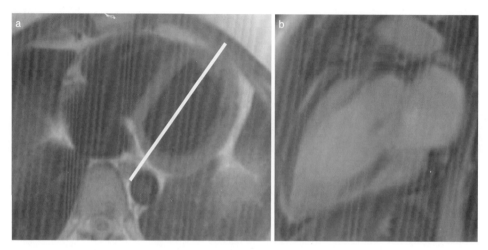

图7.1 左心室垂直长轴平面(LVLA)采用横轴位图像进行定位,通过二尖瓣和左心室尖(可能位于一个单独的较低的切面上)

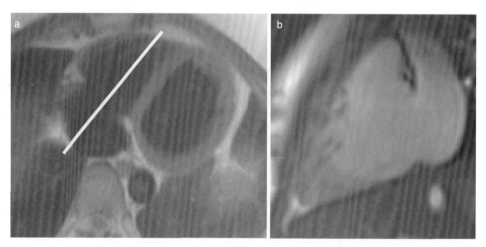

图 7.2 右心室垂直长轴平面(RVLA)采用横轴位图像进行定位,通过三尖瓣和右心室前壁(心尖)

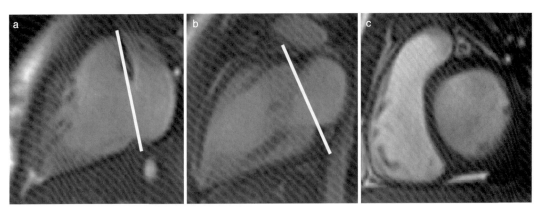

图 7.3 短轴（SA）平面采用垂直长轴（VLA）图像及横轴位图像进行定位，其垂直于这两组图像

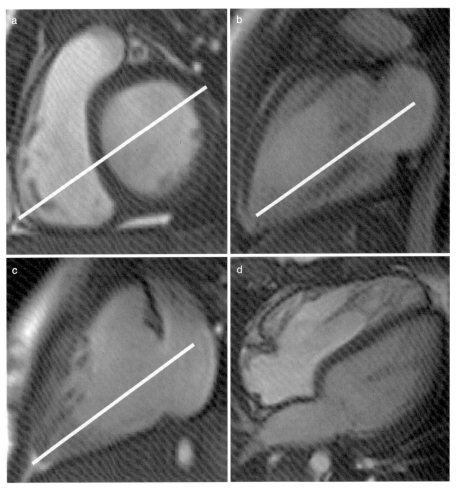

图 7.4 四腔心切面定位使用短轴和垂直长轴图像。在短轴图像上，扫描线穿过二尖瓣前瓣乳头肌和右心室心尖部，然后在垂直长轴图像上进行调整，使扫描线穿过左心室和右心室心尖

8 成像平面——左心室流出道

应用 b-SSFP 序列进行图像定位及采集。

左心室流出道（LVOT）切面图像对于肥厚型心肌病的室间隔肥厚及 LVOT 梗阻有诊断价值。

主动脉瓣层面用于观察主动脉瓣血流及瓣膜形态。

这些图像显示了正常心脏的检查程序，同样的扫描规则适用于任何心室排列的患者。

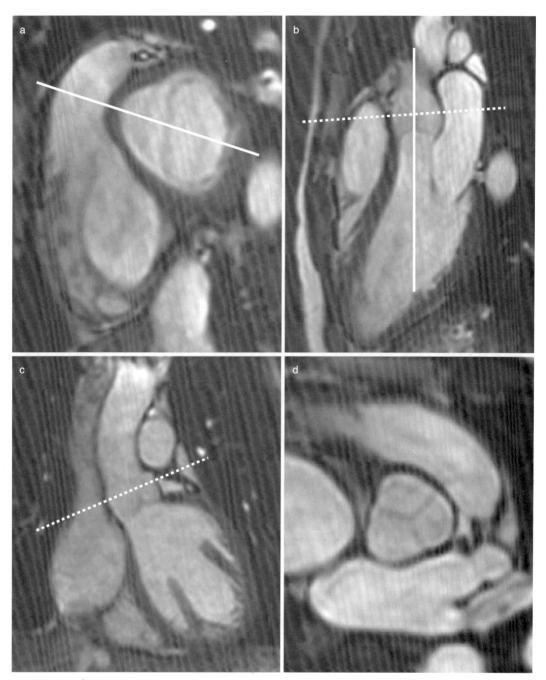

图 8.1 （a）成像平面可以选择心底部短轴切面图像进行定位。（b）在基底部短轴切面图像上，扫描线穿过主动脉及二尖瓣中点，即可获得左心室流入（二尖瓣）/流出（主动脉瓣）切面图像。（c）垂直横切左心室流出道（LVOT）可获取图像。（d）通过左心室流入/流出图像（b）及LVOT图像（c，虚线）来定位主动脉瓣层面，用于评估主动脉血流。该层面须定位于主动脉瓣上方、冠状动脉开口下方

9 成像平面——右心室流出道

采用 HASTE 序列横轴位图像定位右心室流出道（RVOT），用 b-SSFP 序列采集图像。

肺动脉瓣层面用于观察肺动脉血流及肺动脉瓣形态。

这些图像显示了正常心脏的检查程序,同样的扫描规则适用于任何心室排列的患者。

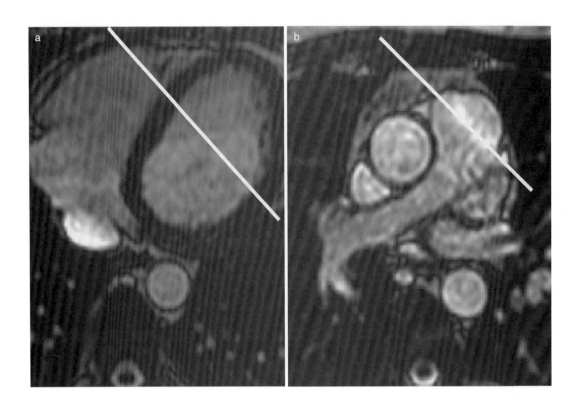

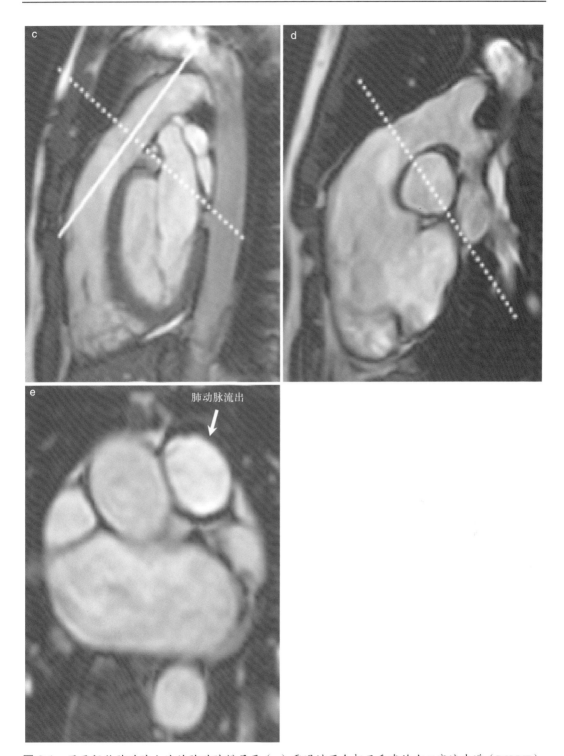

图 9.1　用于评估肺动脉血流的肺动脉瓣层面（e）需通过两个相互垂直的右心室流出道（RVOT）图像（c 和 d，虚线）进行定位。成像平面应置于肺动脉瓣的上方。第一个 RVOT 图像（c）的定位是在横轴位图像上，为通过主肺动脉和右心室的斜轴位图像（a，b）。垂直于第一个 RVOT 图像（图 c 中的实线）即可获得第二个 RVOT 平面（d）

10a　成像平面——分支肺动脉

分支肺动脉 [右肺动脉（RPA）和左肺动脉（LPA）] 不在同一轴向平面中（LPA 稍高于 RPA）。

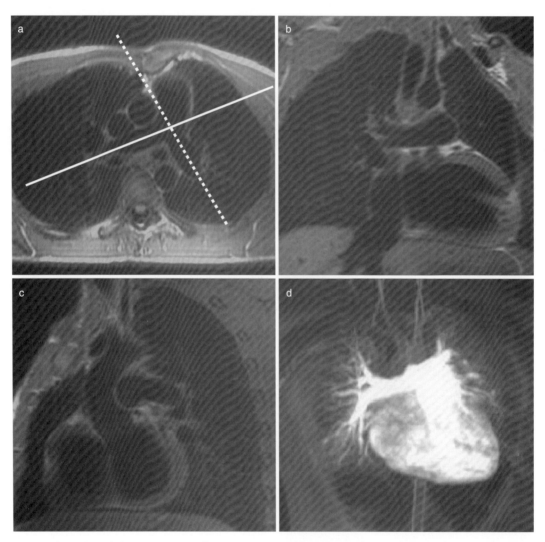

图 10.1（a-d）　（a）分支肺动脉可在同一斜轴位平面中显示。（b）斜冠状面可用于显示右肺动脉。（c）斜矢状面用于显示左肺动脉。（d）肺动脉 MR 造影图像

10b 成像平面——胸主动脉

胸主动脉形态复杂，一个矢状面或冠状面图像难以完整显示。

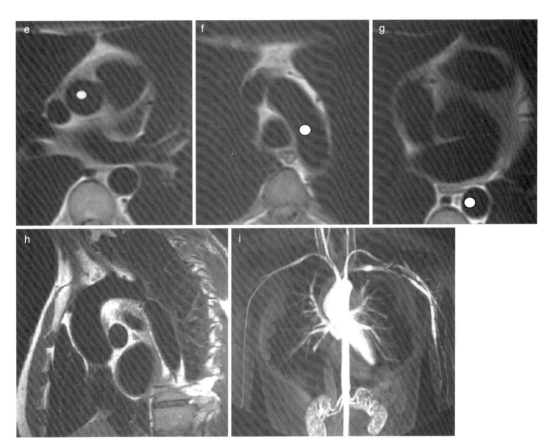

图10.1（e-i） 主动脉的扫描定位采用三点定位法。在黑血轴向图像上放置三个点：（e）升主动脉，（f）主动脉弓，（g）降主动脉近端。胸主动脉平面图像（h）显示主动脉膜样缩窄。（i）主动脉MR造影图像

11a 成像平面——三尖瓣

成像平面应放在右心室内。

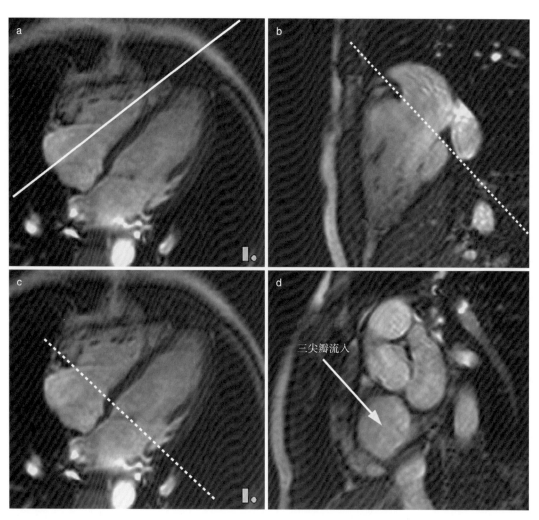

图 11.1 用于右心室流入评估的三尖瓣平面（d）的扫描定位需在右心室垂直长轴平面（b）和四腔心切面（a，c）进行

11b 成像平面——二尖瓣

成像平面应放在左心室内。

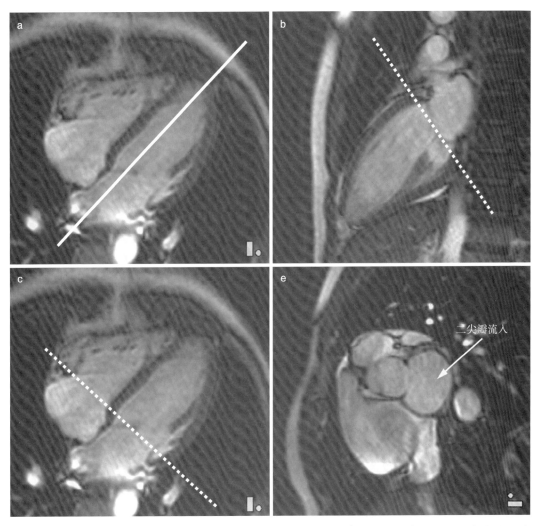

图 11.2 用于左心室流入评估的二尖瓣平面（d）的扫描定位需在左心室垂直长轴平面（b）和四腔心切面（a，c）进行

12 成像平面——冠状动脉

冠状动脉 MR 造影（MRA）是通过沿着每条血管长度排列的 3D 容积来进行。

右冠状动脉（RCA）平面的扫描定位在轴向图像上，使用三点平面扫描法——RCA 窦口、前房室沟 RCA 中点和通向心底的 RCA 下段（远端）。

左冠状动脉（LCA）树是由采用三点平面扫描法的两次扫描获得，有利于显示 LCA 树的长段及分支。

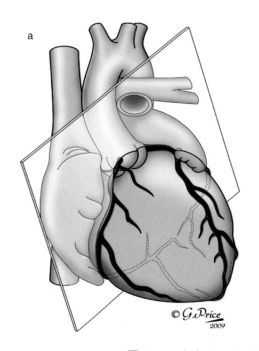
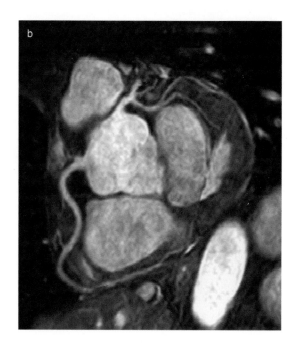

图 12.1 （a）右冠状动脉造影示意图。（b）3D 全心图像

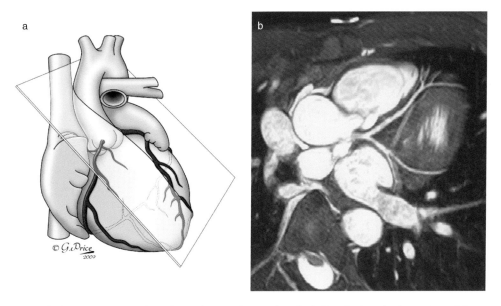

图 12.2　（a）左主干、左前降支（LAD）和旋支"切线位"造影示意图。（b）3D 全心图像

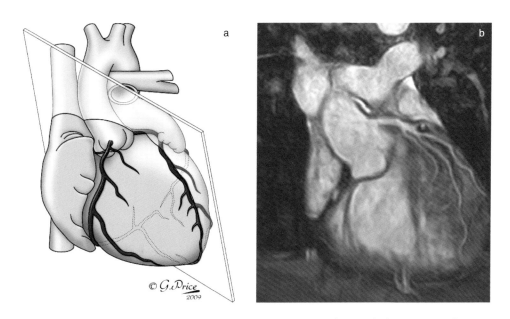

图 12.3　（a）左主干和左前降支"垂直"切面造影示意图。（b）3D 全心图像

13 房间隔缺损

评估缺损的直径和边距大小——适用于封堵器的锚定。

量化右心容量和功能 ——评估容量超负荷。

量化分流量（Qp∶Qs）——注意：由于血流量增加，肺动脉（PA）流速可能会加快。

检查是否存在静脉窦型缺损 [评估部分性肺静脉异位引流（PAPVD）——右上肺静脉]。

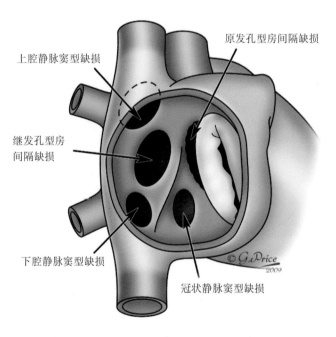

图 13.1 不同位置心房间分流孔的示意图

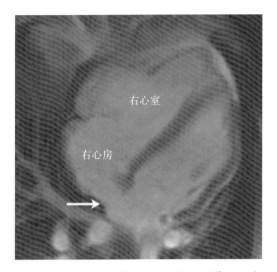

图 13.2 b-SSFP 图像。四腔心切面图像显示大继发孔型房间隔缺损（ASD）并向后延伸。后缘缺失（箭头）限制了封堵器的植入。注意扩张的右心房和右心室，以及扁平的室间隔

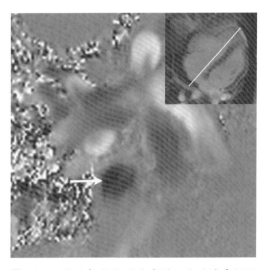

图 13.3 平面相位编码流速图可见通过房间隔缺损的大量血流信号（箭头）。右上小图显示获取血流图像的成像平面

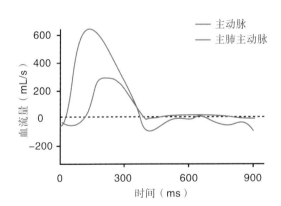

图 13.4 以时间为函数的瞬时血流图（通过速度编码的相位对比 MRI 进行测量）显示通过房间隔缺损的左向右分流。注意肺血流量增加

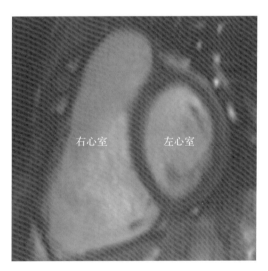

图 13.5 b-SSFP 图像。短轴视图显示右心室重度扩张

14 静脉窦型缺损

由于缺损位置靠后,超声诊断可能有困难。

评估缺损的位置和大小。

描述是否存在右上肺静脉异常引流至上腔静脉基底部(PAPVD)。

描述所有肺静脉的走行(引流)。

量化右心室容量和功能——评估容量超负荷。

量化分流量(Qp:Qs)。

术后——检查上腔静脉(SVC)或矫正引流后的肺静脉是否存在梗阻。

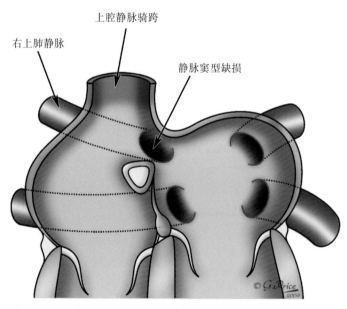

图 14.1 上腔静脉窦型缺损示意图。注意房间隔的高位缺损。尽管右上肺静脉本身处于正常的解剖位置,但其异位引流至缺损的基底部

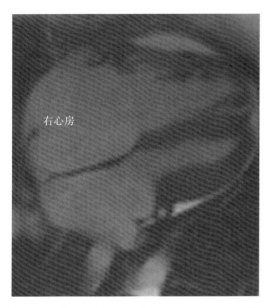

图 14.2　b-SSFP 图像。收缩期四腔心切面图像显示右心室重度扩张。这一发现提示，应检查房间隔后上部是否存在静脉窦型缺损

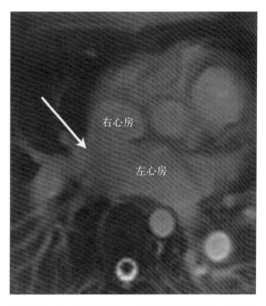

图 14.3　b-SSFP 图像。轴向图显示位于房间隔后上部的静脉窦型缺损。注意部分性肺静脉异位引流（PAPVD），右上肺静脉和右中肺静脉骑跨在缺损的房间隔上（箭头）

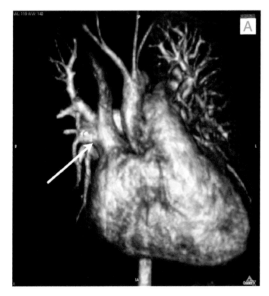

图 14.4　静脉窦型缺损合并 PAPVD 患者的钆增强 MR 血管造影容积 3D 重建。右上肺静脉和右中肺静脉引流至上腔静脉（箭头）。注意：为增强静脉显露，右肺动脉树已被剔除

15 房室间隔缺损

评估心室是否平衡。共同房室瓣膜与心室的不均等连接可能会影响双心室修复的适应证。

评估瓣膜结构的修复潜力。

检查是否存在腱索骑跨在室间隔缺损（VSD）上（在超声上更易显示），其可能影响手术策略。

寻找合并畸形——异构或大血管病变。

量化心室容量和功能——评估容量超负荷。

量化分流量（Qp∶Qs）。

评估房室瓣反流的程度。

术后——残余分流，房室瓣反流或狭窄，左心室流出道梗阻，心室大小和功能。

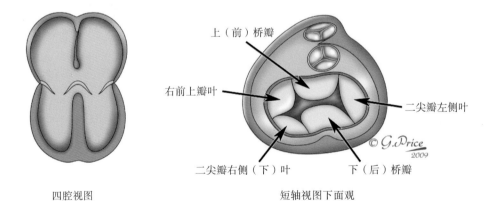

四腔视图　　　　　　　　　　　　短轴视图下面观

上（前）桥瓣

右前上瓣叶

二尖瓣左侧叶

二尖瓣右侧（下）叶　　　下（后）桥瓣

图 15.1　房室间隔缺损（AVSD）示意图。共同房室瓣正交视图

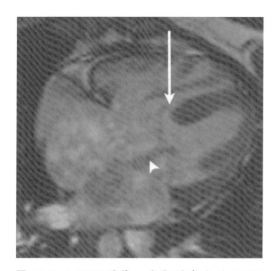

图 15.2 b-SSFP 图像。平衡型完全性 AVSD 四腔心切面视图。心房、心室均增大。注意上桥瓣主要位于左心室内，腱索连于室间隔嵴（Rastelli A 型）（箭头）。还要注意左侧房室瓣中度反流（短箭头）

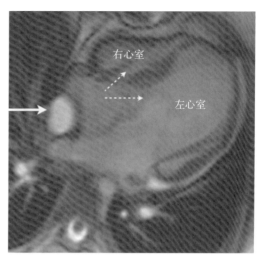

图 15.3 b-SSFP 图像。非平衡型完全性 AVSD 四腔心切面视图。注意右侧房室瓣的 50% 连于左心室，右心室发育不良。虚线显示血流通过三尖瓣进入两个心室。箭头所示为该患者的 TCPC（Fontan）循环的侧隧道部分

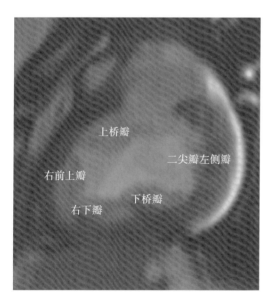

图 15.4 b-SSFP 图像。瓣膜视图显示完全性 AVSD 合并右侧异构、右心室双出口。瓣叶如图 15.1 所示

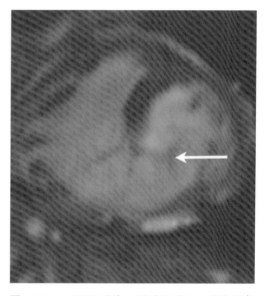

图 15.5 b-SSFP 图像。瓣膜视图显示平衡型部分性 AVSD。舌状组织位于上桥瓣和下桥瓣之间，使左侧房室瓣呈三叶（箭头），右侧房室瓣呈四叶

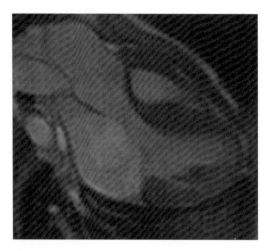

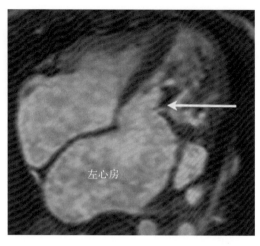

左心房

图 15.6　b-SSFP 图像。部分性 AVSD 患者的左心室流出道视图。共同房室瓣使主动脉向前移位，左心室流出道延长，即所谓的"鹅颈"征。其可能导致流出道梗阻

图 15.7　b-SSFP 图像。平衡型完全性 AVSD 修补术后的四腔心切面视图。室间隔完整，但左房室瓣有功能性狭窄，舒张期进入左心室的血流增快（箭头）。注意左心房中度扩张

16 室间隔缺损

评估缺损的位置和大小——有可能是多发缺损。

量化分流量（Qp∶Qs）。

分流量与缺损大小及体循环阻力∶肺循环阻力（SVR∶PVR）比值成正比。

注意：与房间隔缺损不同，左向右分流时，左心室每搏输出量会影响肺动脉前向血流。

量化心室容积和功能——评估容量超负荷。

评估膜周部缺损有无并发主动脉瓣反流。

寻找合并的畸形——主动脉弓畸形，主动脉缩窄，肺动脉狭窄。

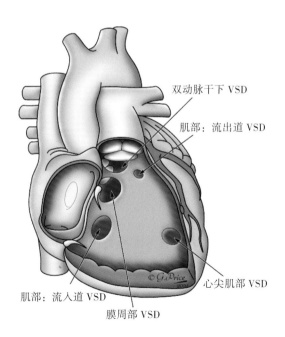

双动脉干下 VSD

肌部：流出道 VSD

心尖肌部 VSD

肌部：流入道 VSD

膜周部 VSD

图 16.1 不同类型室间隔缺损（VSD）的示意图，右心室面观

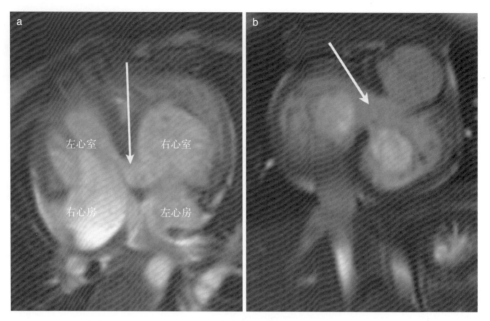

图 16.2 矫正型大动脉转位伴流入道型 VSD（箭头）b-SSFP 图像。（a）四腔心切面视图。（b）短轴视图

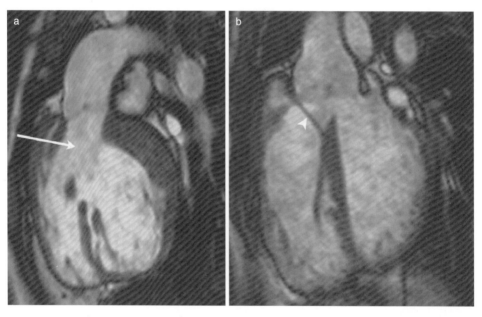

图 16.3 b-SSFP 图像显示法洛四联症中 VSD（箭头）伴主动脉骑跨。（a，b）斜冠状位视图。短箭头显示 VSD 补片修补术后

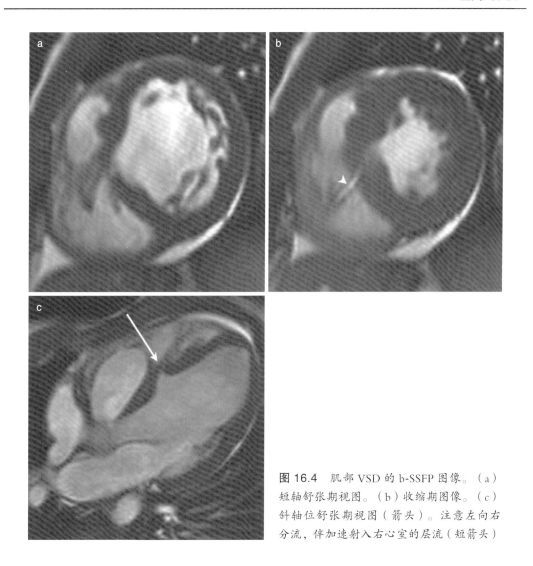

图 16.4 肌部 VSD 的 b-SSFP 图像。（a）短轴舒张期视图。（b）收缩期图像。（c）斜轴位舒张期视图（箭头）。注意左向右分流，伴加速射入右心室的层流（短箭头）

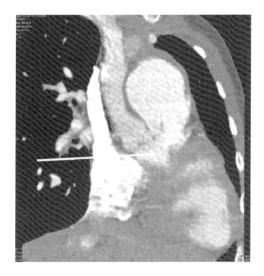

图 16.5 双动脉干下 VSD 斜冠状位多平面重建（MPR）CT 图像（箭头）

简易的分流量化

如果有下述征象，应考虑分流的存在：

● 不对称的心房或心室扩张。

● 肺动脉主干和分支扩张。

始终需要评估：

● 心室每搏输出量。

● 主动脉和肺动脉血流量。

注意：房室瓣反流的存在会打乱下面的简易指南。

VSD 分流	通 常
单纯左向右分流 Qp > Qs	RVSV = Ao FF
	LVSV = Pulm FF
	Pulm FF > Ao FF
	LVSV > RVSV

VSD 分流	右心室高压
单纯右向左分流 Qp < Qs	RVSV = Ao FF
	LVSV = Pulm FF
	Ao FF > Pulm FF
	RVSV > LVSV

ASD 分流	通 常
单纯左向右分流 Qp > Qs	RVSV = Pulm FF
	LVSV = Ao FF
	Pulm FF > Ao FF
	RVSV > LVSV

ASD 分流	右心室顺应性低
单纯右向左分流 Qp < Qs	RVSV = Pulm FF
	LVSV = Ao FF
	Ao FF > Pulm FF
	LVSV > RVSV

VSD：室间隔缺损；ASD：房间隔缺损；RVSV：右心室每搏输出量；LVSV：左心室每搏输出量；AoFF：主动脉前向血流；PulmFF：肺动脉前向血流

平面血流容积评估：

- 相位对比，平面血流图。

- 使用高时间及空间分辨率序列（自由呼吸）。

- 定位切面垂直于通过大血管的两个正交长轴图像

- 定位切面放置于层流区域，半月瓣的远端，主动脉或肺动脉第一分支的近端。

心室容积评估：

- b-SSFP图像时间分辨率至少为50ms。

- 使用短轴或水平长轴切面，无层间距。

- 切面定位工具有助于提高基底部切面分割的精准度。

- 排除血池中大的肌小梁。

- 人工描记是目前右心室每搏输出量最精确的处理方法。

17 主动脉瓣狭窄

判定病变部位：瓣下、瓣膜或瓣上（见威廉姆斯综合征）。

评估瓣膜的形态和结构（二叶瓣、三叶瓣或穹隆样瓣叶），是否存在瓣叶纤维化或钙化。

测量左心室心肌质量、容积及收缩功能。

测量主动脉瓣口面积。

估测瓣膜压力阶差（在左心室收缩功能受损的情况下，前向血流速度并不能代表狭窄程度）。

量化主动脉瓣反流。

检查升主动脉窄后扩张、主动脉缩窄。

评估肺动脉瓣是否适合 Ross 手术。

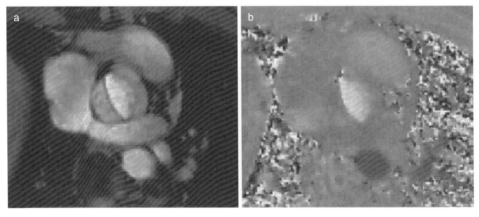

图 17.1　二叶主动脉瓣。（a）收缩期幅度图像呈特征性的"鱼嘴"样外观。（b）收缩期相位对比图，前向血流显示为白色

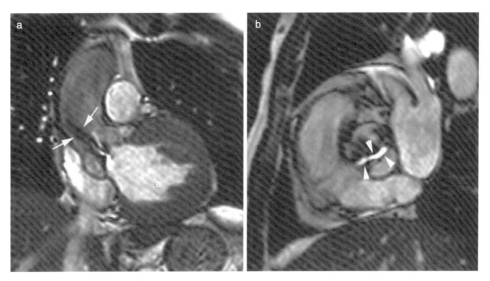

图 17.2   重度主动脉瓣狭窄的 b-SSFP 图像。（a）收缩期左心室流出道图像显示快速血流形成层流
射流，其远端信号丢失表示升主动脉内湍流形成（箭头）。（b）收缩期主动脉瓣远端正（上）面观，
可见狭窄的快速血流通过二叶瓣（短箭头）

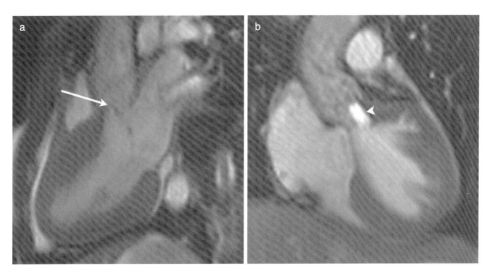

图 17.3   主动脉瓣下狭窄的 b-SSFP 图像。（a）左心室流入 / 流出视图，显示位于二尖瓣前叶和左
心室前间壁心肌间的异常纤维束（箭头）。（b）收缩期左心室流出道横切面视图，瓣下水平可见收
缩期加速射流（短箭头）

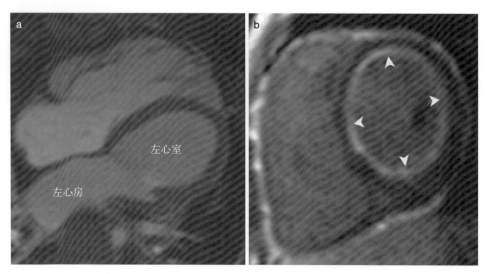

图 17.4 先天性主动脉瓣狭窄的患者伴限制性心肌病。（a）四腔心切面视图显示左心室容积减少，左心房扩大。（b）延迟钆增强反转恢复序列显示弥漫性心内膜下强化，符合心内膜弹力纤维增生的表现（短箭头）

18   主动脉瓣关闭不全

评估瓣叶结构（如二叶瓣）和反流机制——对合不良及脱垂。

评估主动脉根部扩张。

用正交平面评估反流射流。

量化反流程度——分级：轻度 10%~20%，中度 20%~40%，重度＞40%。

量化左心室容积和收缩功能。

寻找手术前、后的其他诱因：马方综合征，夹层，感染，赘生物（是否比较大）或脓肿。

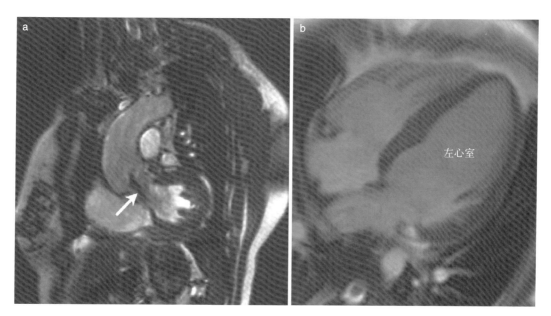

图 18.1   （a）b-SSFP 斜冠状位图像，显示中度主动脉瓣反流呈狭窄的射流。（b）b-SSFP 四腔心切面图像显示主动脉瓣反流患者左心室扩大

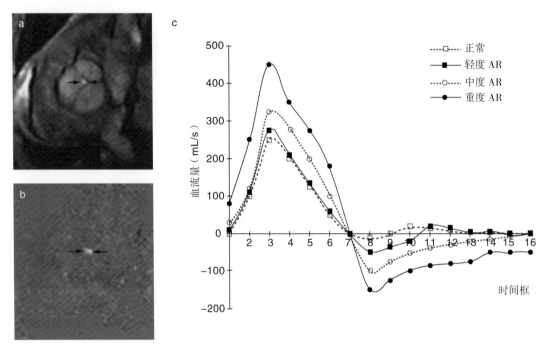

图 18.2　主动脉瓣反流（AR）相位对比流速图。（a）主动脉瓣运动幅度图。（b）舒张早期主动脉瓣上方的相位对比图显示狭窄的反流射流（高信号）。（c）不同程度主动脉瓣反流时升主动脉的流量−时间曲线与正常流量曲线的比较

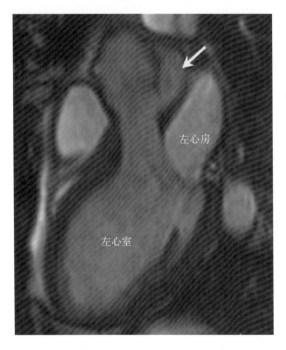

图 18.3　Ross 术后左心室流入／流出的 b-SSFP图像显示，主动脉根部大的脓肿延伸至自体肺动脉瓣和左心房之间

19 主动脉缩窄

描述狭窄区域（通常为局灶性）的位置和程度及缩窄段的长度。

检查主动脉弓受累和狭窄后扩张情况。

评估主动脉根部及瓣膜——通常为二叶瓣。

描述侧支血管。

描述头颈部血管与缩窄段的关系。

评估心室功能、容积及左心室心肌质量（左心室流出道梗阻可能加重或高血压）。

测量缩窄段的峰值流速，观察前向血流舒张期延长情况。

寻找合并畸形——主动脉瓣下室间隔缺损，囊性动脉瘤，肾动脉狭窄。

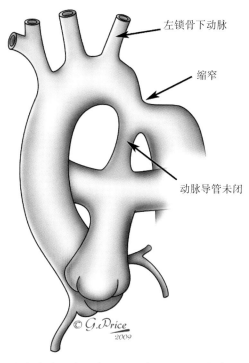

左锁骨下动脉

缩窄

动脉导管未闭

图 19.1 左锁骨下动脉远端主动脉缩窄示意图。注意位于动脉导管对侧和左锁骨下动脉远端的缩窄部位

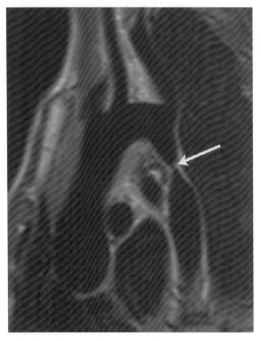

图 19.2 经主动脉的黑血快速自旋回波（BB TSE）序列斜矢状位图像，显示局灶性重度主动脉缩窄（箭头）

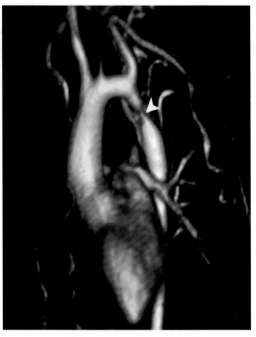

图 19.3 对比增强磁共振血管造影（CE-MRA）容积 3D 重建图像显示重度主动脉缩窄（箭头）和多支扩张的侧支血管

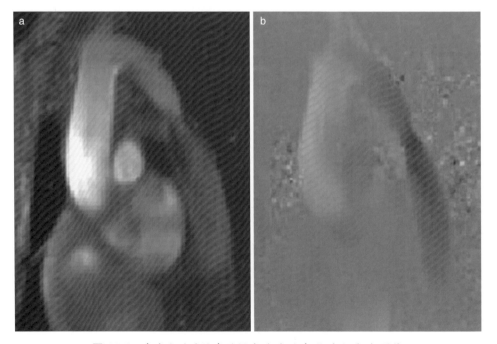

图 19.4 中度主动脉缩窄的幅度（a）和相位对比（b）图像

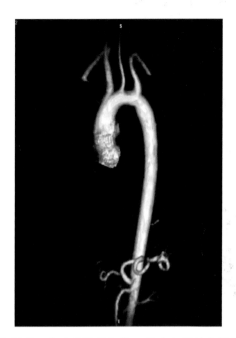

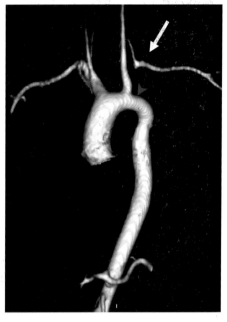

图 19.5　主动脉缩窄行端－端吻合矫治良好的 CE-MRA 容积 3D 重建图像。注意罗马主动脉弓形态

图 19.6　主动脉缩窄行左锁骨下动脉补片翻转术后的 CE-MRA 容积 3D 重建图像。注意左锁骨下动脉由椎动脉侧支血管灌注（箭头），以及依然发育不良的横弓（短箭头）

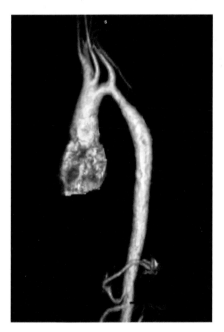

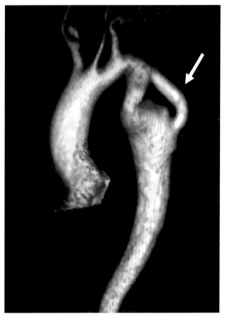

图 19.7　补片成形术后降主动脉近端中至重度残余狭窄的 CE-MRA 容积 3D 重建图像。注意二叶主动脉瓣导致的主动脉根部扩张及"哥特"式主动脉弓形态

图 19.8　CE-MRA 容积 3D 重建图像显示降主动脉近段与中段之间的外管道（箭头）

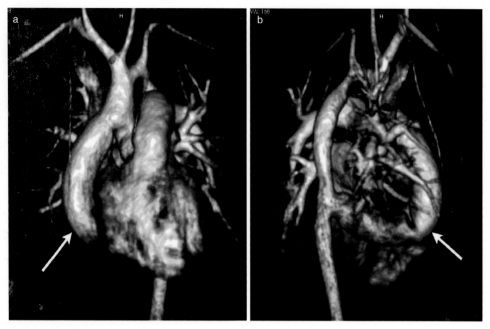

图 19.9 行升主动脉和降主动脉远端外管道（箭头）连接后的降主动脉长段重度缩窄。CE-MRA 容积 3D 重建图像前面观（a）和后面观（b）

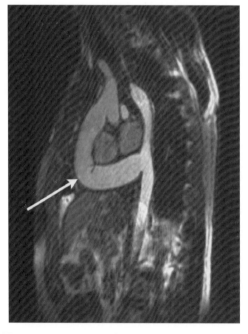

图 19.10 长段重度降主动脉缩窄行升主动脉和降主动脉远端外管道（箭头）连接后的 3D b-SSFP 矢状位图像

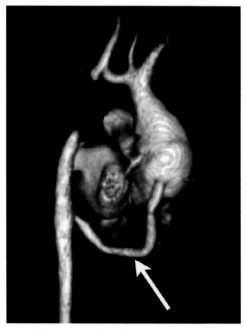

图 19.11 降主动脉近端中断行升主动脉和降主动脉远端外管道（箭头）连接后的容积 3D 重建图像

20 主动脉缩窄矫治术后的并发症

寻找再缩窄或假性动脉瘤。

评估支架植入处血管（CT图像更易见）。

评估侧支血管。

评估心室功能、容积及左心室质量（左心室流出道梗阻可能加重或高血压）。

测量缩窄主动脉的峰值流速，观察前向血流舒张期延长情况。

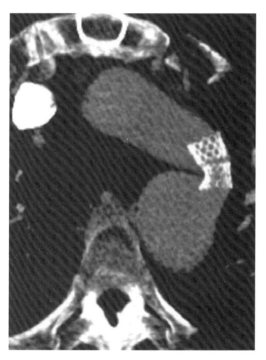

图20.1 增强CT轴向位显示缩窄处支架中部横向断裂，中度残余缩窄，降主动脉明显扩张

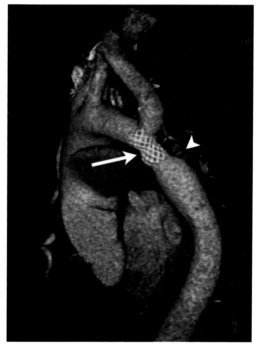

图20.2 增强CT血管造影容积3D重建，显示缩窄支架残余轻度狭窄（箭头），同时注意支架远端小的假性动脉瘤（短箭头）

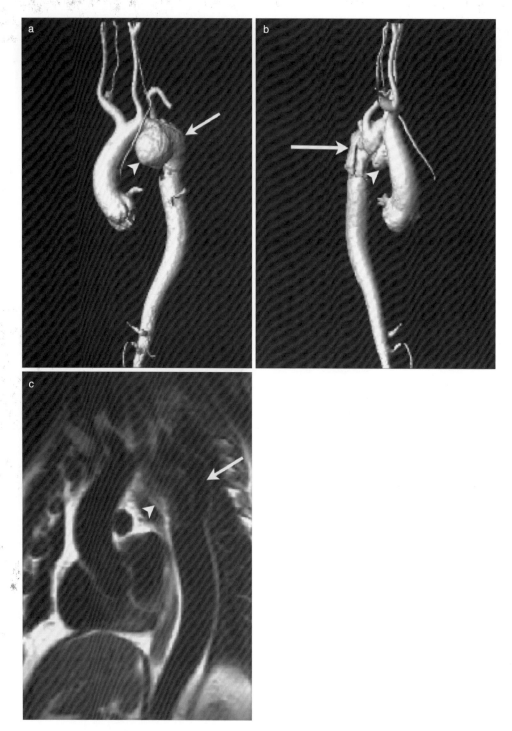

图20.3 端 – 端吻合后降主动脉近端大的假性动脉瘤（短箭头）。（a, b）CE-MRA 容积 3D 重建图像。（c）黑血快速自旋回波序列图像。注意前面的假性动脉瘤从主动脉后方经过，对管腔形成压迫（箭头）

21 主动脉弓离断

描述离断部位及其与头颈部血管的关系。

检查主动脉弓发育不良的情况。

测量主动脉横断面积（离断位点的前与后）。

测量"离断间隙"的大小，以协助制定手术计划。

查找合并畸形——室间隔缺损伴流出道室间隔向后偏移，导致左心室流出道梗阻、大动脉转位、永存动脉干。

还应检查是否存在胸腺（胸腺缺失与22q11缺失相关）。

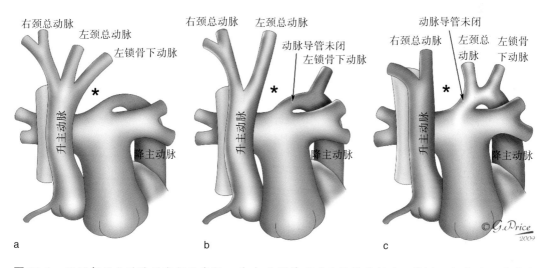

图21.1 不同部位主动脉弓离断示意图。（a）左锁骨下动脉远端离断（A型）。（b）左颈总动脉和左锁骨下动脉之间离断（B型）。（c）无名动脉和左颈总动脉之间离断（C型）。注意离断间隙用 * 标示

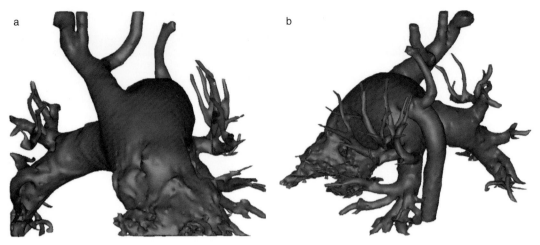

图 21.2 B 型主动脉弓离断合并永存动脉干的容积重建增强 CT 图像。（a）前位视图。（b）后斜位视图

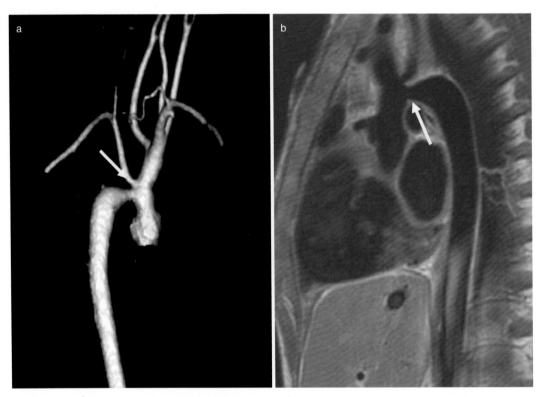

图 21.3 A 型主动脉弓离断矫治术后图像，端 – 侧吻合口中度狭窄（箭头）。（a）CE-MRA 容积 3D 重建（右侧面观）。（b）黑血快速自旋回波序列矢状位图像

22 主动脉环

评估主动脉弓的数量和口径。

描述头颈血管的分支类型。

描述迷走锁骨下动脉、主动脉及降主动脉的存在和走行——降主动脉是否为食管后走行？

检查纤维性闭锁的主动脉弓/导管韧带——MR上不可见，但主动脉形状可提示其存在。

检查是否存在Kommeral憩室。

气道评估很重要——推荐同时进行螺旋CT血管造影和动态支气管造影。

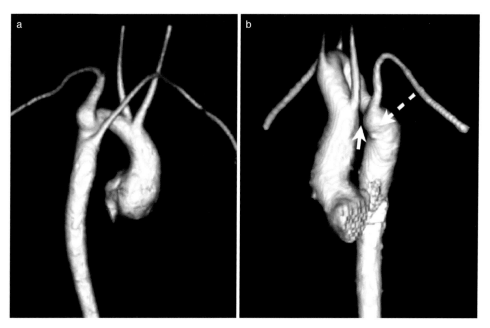

图 22.1　主动脉 CE-MRA 容积 3D 重建图像显示（a）左主动脉弓伴迷走右锁骨下动脉，右主动脉弓伴迷走左锁骨下动脉。（b）可能存在一个纤维带连接头臂干和迷走左锁骨下动脉，代表不可见的萎缩的左弓（箭头）。在 Kommerell 憩室（虚线箭头）和左肺动脉之间也可能存在条带

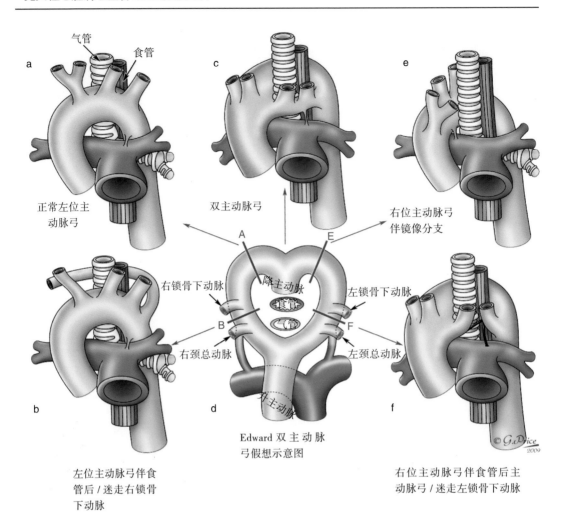

图 22.2 （d）Edward 假想的双主动脉弓示意图，显示左、右主动脉弓和双侧动脉导管。（c）显示双主动脉弓。双主动脉弓的划分（见图 d），沿 A 线划分得到（a）正常左位主动脉弓。沿 B 线划分得到（b）左位主动脉弓伴迷走右锁骨下动脉。沿 E 线划分得到（e）右位主动脉弓伴镜像分支。沿 F 线划得到（f），右位主动脉弓伴食管后主动脉弓 / 迷走左锁骨下动脉。图 f 中的黑线表示闭锁的左弓（上线）和纤维化的左动脉导管（下线），可能形成完整的血管环

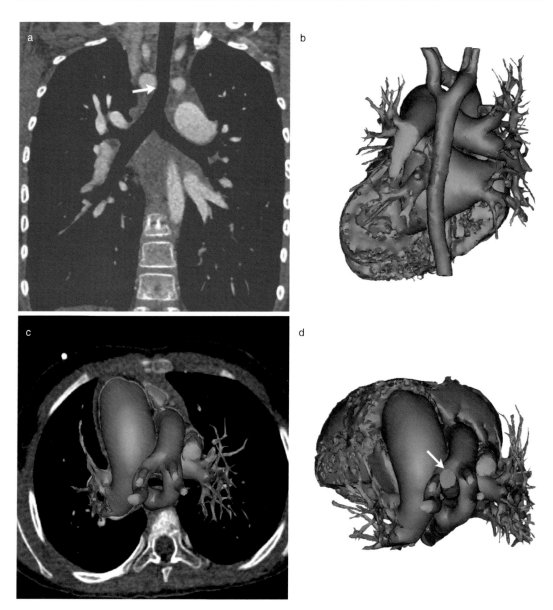

图 22.3 双主动脉弓增强 CT 图像。（a）冠状位多平面重建：左、右主动脉弓从气管两侧经过造成轻度气管狭窄（箭头）。（b-d）容积 3D 重建：（b）后面观，（c）叠加在轴向 CT 背景的上面观图像，（d）气管容积再现上面观图像（箭头）

23　左肺动脉吊带

描述分支肺动脉的走行、大小及有无狭窄。

评估是否存在完整的气管软骨环。

量化右心室收缩功能、容积、肥厚程度。

定量分支肺动脉血流量。

术后——评估左肺动脉再移植的适当性，排除位于右肺动脉远端的分支肺动脉狭窄。

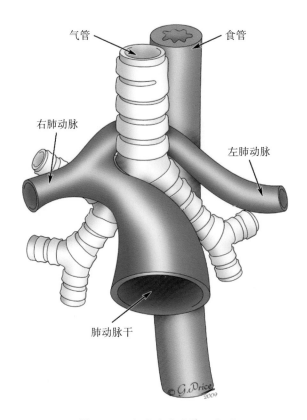

图 23.1　左肺动脉吊带示意图

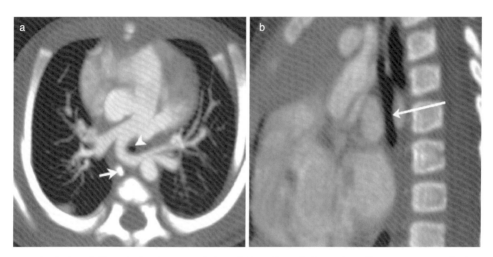

图 23.2 左肺动脉吊带：（a）增强 CT 横截面最大强度投影（MIP）图像显示左肺动脉起自右肺动脉并走行于气管后方，鼻胃管（箭头），气管（短箭头）；（b）矢状位多平面重建 CT 图像，注意经过主肺动脉与左肺动脉之间的气管轻度狭窄（箭头）

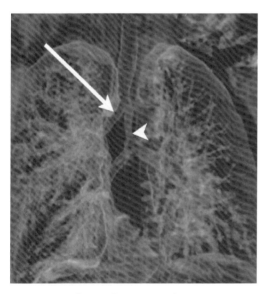

图 23.3 胸部 CT 容积 3D 重建，显示右上肺"猪"支气管（箭头）和靠近隆突的远端"炉管"样气管（短箭头）。这种气管支气管的解剖与左肺动脉吊带有关

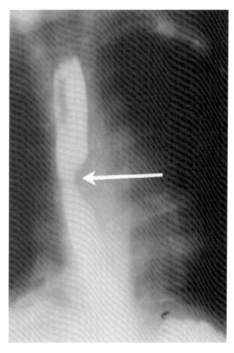

图 23.4 右前斜位吞钡投影，显示食管前部压痕（箭头）

24 马方综合征

量化主动脉弓扩张和夹层（常为局灶性）。

量化主动脉瓣反流。

评估反流机制。

评估左心室容积和收缩功能。

检查硬脊膜扩张。

与 Loeys-Dietz 综合征鉴别：其头、颈和主动脉弓血管的特征易与马方综合征混淆。

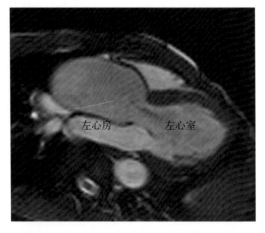

图 24.1 左心室流出道 b-SSFP 图像显示主动脉根部扩张和主动脉瓣反流

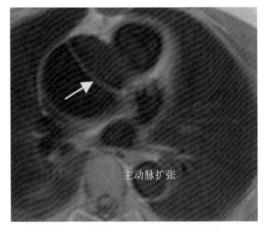

图 24.2 黑血快速自旋回波序列横截面图像显示主动脉根部扩张合并夹层（箭头）

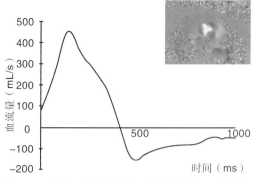

图 24.3　根据相位图（小图）得到的血流量曲线图显示重度主动脉瓣反流（反流率为 30%）

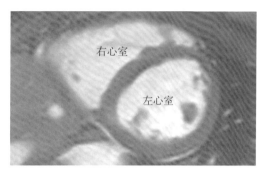

图 24.4　b-SSFP 短轴图像显示左心室扩张

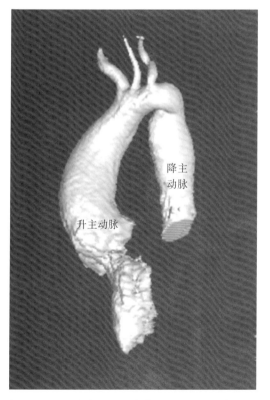

图 24.5　主动脉弓 3D 重建 CE-MRA 图像显示主动脉根部扩张和假缩窄

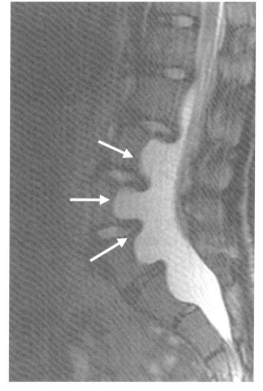

图 24.6　脊髓矢状切面（T2 加权）显示硬脑膜扩张（箭头）

25   威廉姆斯综合征

评估主动脉瓣上狭窄。

检查是否存在主动脉弓发育不良和缩窄。

明确有无分支和周围肺动脉狭窄。

明确有无其他动脉狭窄：冠状动脉，头颈部血管，肾动脉。

明确所有动脉管壁的增厚程度。

量化主动脉狭窄（峰值流速）和分支肺动脉的压力阶差。

评估心室功能、容积和质量。

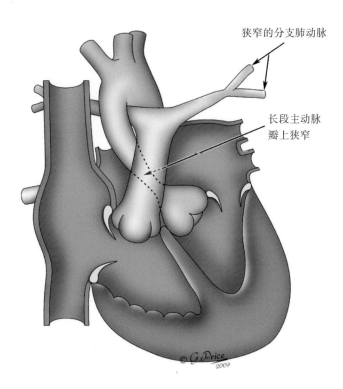

狭窄的分支肺动脉

长段主动脉
瓣上狭窄

图 25.1   威廉姆斯综合征示意图

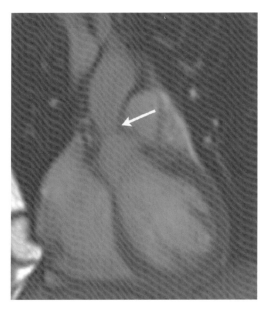

图 25.2 主动脉流出道 b-SSFP 图像显示主动脉瓣上狭窄（箭头）

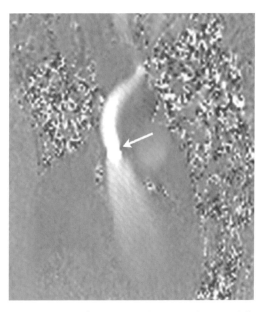

图 25.3 平面相位对比图像显示加速血流（箭头）起源于瓣上水平延伸到主动脉弓

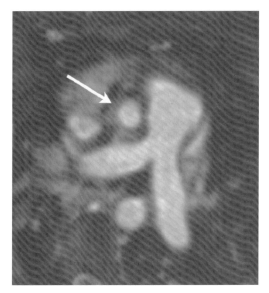

图 25.4 3D b-SSFP 横截面图像显示瓣上狭窄水平的主动脉壁增厚（箭头）

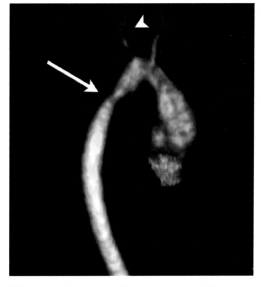

图 25.5 容积 3D 重建 CE-MRA。瓣上狭窄行心包补片修补术后，主动脉弓和近端胸主动脉残余狭窄（箭头）。注意左颈总动脉闭塞，其与左锁骨下动脉行侧 – 侧吻合（短箭头）

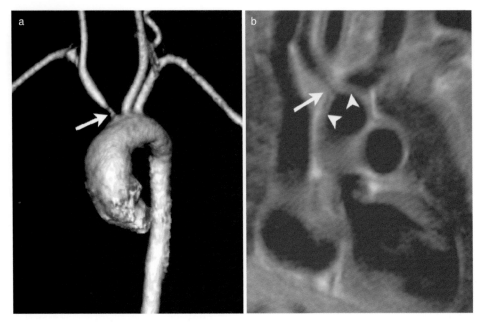

图 25.6 威廉姆斯综合征患者头臂动脉近端狭窄（箭头）。（a）容积 3D 重建 CE-MRA。（b）黑血快速自旋回波序列，注意狭窄处动脉壁增厚（短箭头）

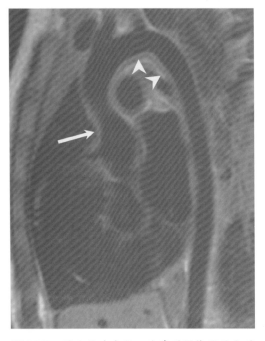

图 25.7 黑血快速自旋回波序列图像显示主动脉瓣上狭窄（箭头）、主动脉壁增厚（短箭头），以及长段降主动脉狭窄

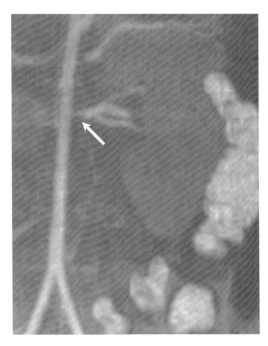

图 25.8 CE-MRA 显示左肾动脉近端狭窄（箭头）

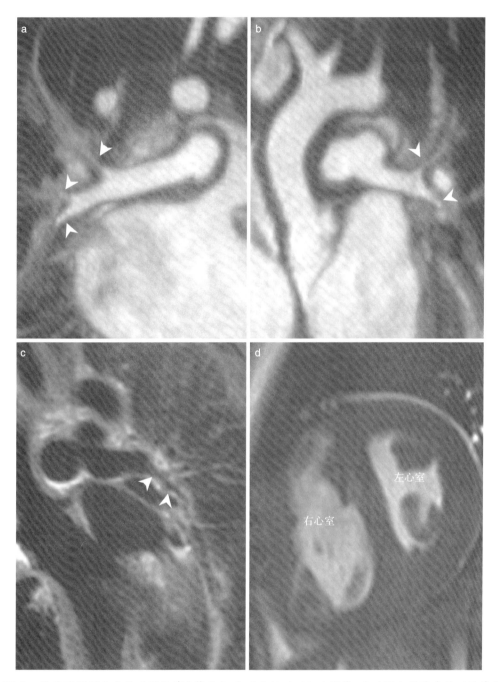

图 25.9 严重的周围分支肺动脉狭窄（箭头）。(a,b) 3D b-SSFP 图像。(c)黑血快速自旋回波序列。（ d ） 短轴 b-SSFP 图像。注意左、右心室肥厚，收缩期室间隔扁平，同时存在严重的主动脉瓣上狭窄

26　二尖瓣狭窄

评估瓣膜面积（平面测量）。

测量峰值流速和平均压力阶差（低于二尖瓣水平）。

量化二尖瓣反流。

评估左心室容积和收缩功能。

评估左心房扩张。

评估瓣膜结构和狭窄机制。

鉴别肺动脉高压的征象——右心室肥大，肺动脉扩张

寻找合并畸形——黏液瘤、心房血栓，以及其他心脏瓣膜病（风湿性心脏病）。

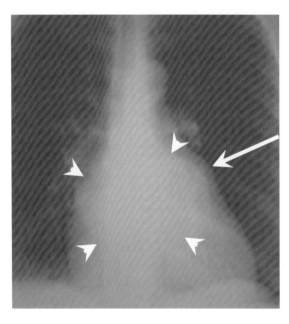

图 26.1　胸部 X 线片显示单纯左心房扩张——双重阴影（短箭头），气管隆嵴开大，左心耳突出（箭头），与混合性二尖瓣疾病一致。注意左心室不大，提示单纯二尖瓣狭窄

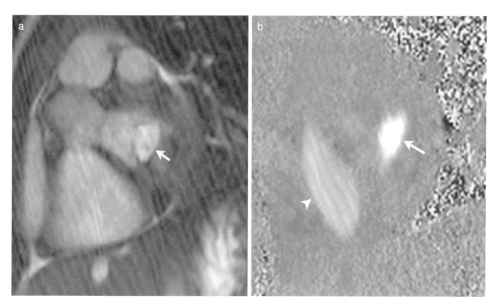

图 26.2 （a）舒张中期 b-SSFP 基底短轴图像，显示二尖瓣开口狭小（箭头）。（b）房室瓣水平的平面相位对比图像。注意：与血流速度较慢的三尖瓣（短箭头）相比，二尖瓣血流信号更高（反映速度更快）、面积更小

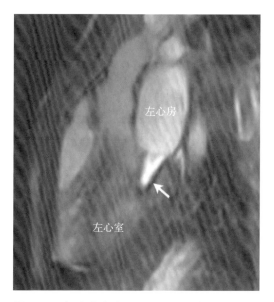

图 26.3 舒张中期左心室流入 / 流出 b-SSFP 图像。可见通过二尖瓣的血流加速（箭头）

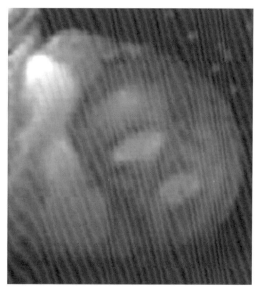

图 26.4 b-SSFP 基底短轴图像显示罕见的双二尖瓣口

27 二尖瓣反流

描述反流的机制——瓣膜发育不良或脱垂，乳头肌功能障碍，风湿性改变，左心室扩张。

观察反流射流（长轴）。

计算反流分数——直接或间接技术（见血流动力学计算）。

评估其他瓣膜。

寻找心内膜炎、心肌梗死（延迟钆增强造影）、心肌病的证据。

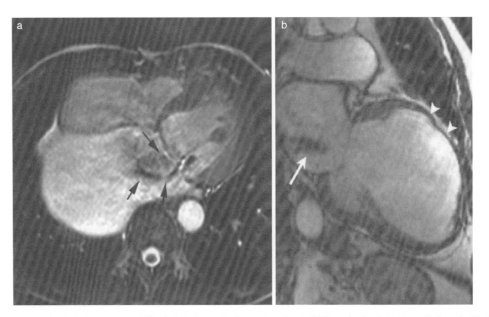

图 27.1 二尖瓣反流 b-SSFP 图像（箭头）。（a）四腔心切面图像。（b）缺血性心脏病二尖瓣反流垂直长轴图像，注意左心室前壁变薄（短箭头）

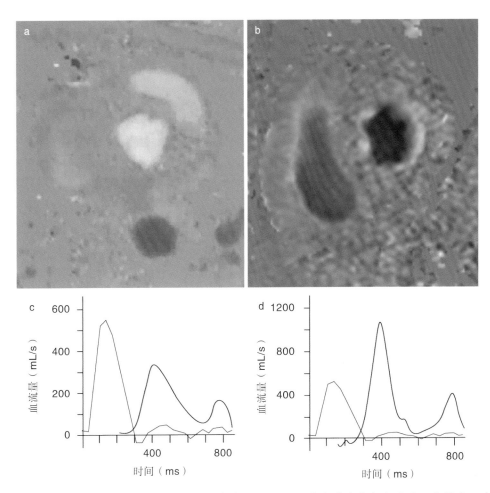

图 27.2 二尖瓣反流的定量分析，采用相位速度编码 MRI 测量主动脉流出（a）和二尖瓣流入（b）的差异。正常人（c）和二尖瓣反流患者（d）的二尖瓣流入量（黑色曲线）、主动脉流出量（红色曲线）的流量 – 时间曲线。曲线下的面积差为反流量

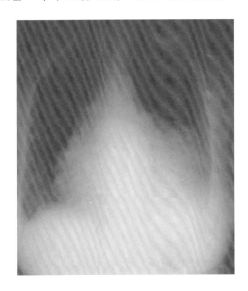

图 27.3 胸片显示左心房扩张（图 26.1），左心室亦扩张，与混合性二尖瓣疾病一致

28 肥厚型心肌病

评估表型——室间隔的不对称性受累（最常见），但也可以是心尖和心室中部。

评估左心室室壁厚度（短轴测量舒张期左心室基底部、中部和心尖部心肌）。.

识别所有的左心室流出道梗阻（见于 20%~30% 的患者）并描述其机制——收缩期二尖瓣前移。

测量左心室质量、心室大小和收缩功能。

采用延迟钆增强造影，并描述增强模式。

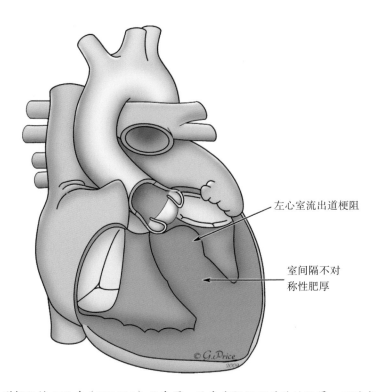

左心室流出道梗阻

室间隔不对称性肥厚

图 28.1　肥厚型梗阻性心肌病（HOCM）示意图。注意室间隔不对称性肥厚，可造成左心室流出道梗阻

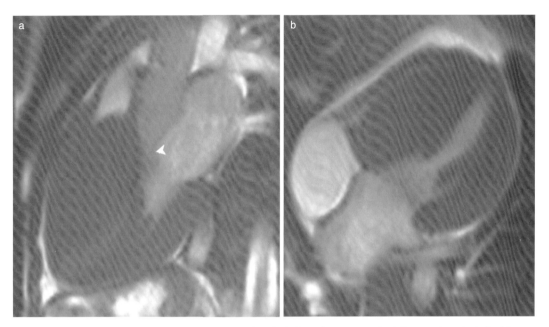

图 28.2　重度肥厚型梗阻性心肌病 b-SSFP 图像。（a）左心室流入/流出图像显示左心室流出道梗阻，收缩期二尖瓣前移（短箭头），异常血流将二尖瓣推入流出道。（b）四腔心切面视图

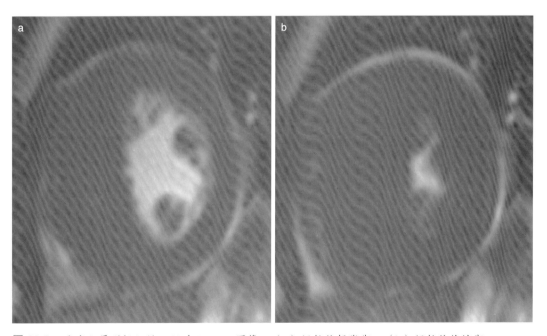

图 28.3　重度肥厚型梗阻性心肌病 b-SSFP 图像。（a）短轴位舒张期。（b）短轴位收缩期

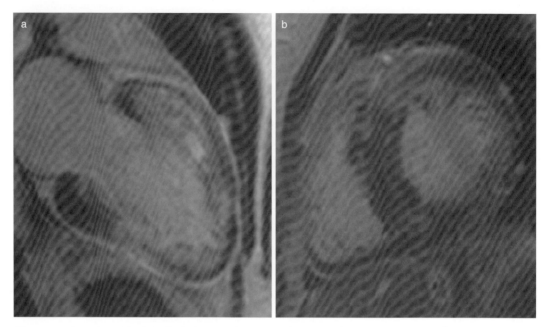

图 28.4 对比增强反转恢复序列（CE-IR）MRI 图像显示增厚心肌的广泛斑片状增强。（a）左心室垂直长轴视图。（b）短轴视图

29 扩张型心肌病

测量左心室和右心室的容积、质量和功能。

检查节段异常——是否提示缺血病变或致心律失常性右心室心肌病（ARVC）所致的右心室前壁改变。

钆增强扫描——早期扫描可显示血栓。

描述延迟钆增强扫描的模式：心内膜下或节段性强化——缺血性瘢痕，心肌中层强化——特发性扩张型心肌病（DCM）（四腔心切面和垂直长轴视图），心肌中层或心外膜斑片状强化——可能是心肌炎（病毒性、炎症性，结节病）。

检查是否为左冠状动脉异常起源于肺动脉（ALCAPA）所致缺血而引起左心室扩张。

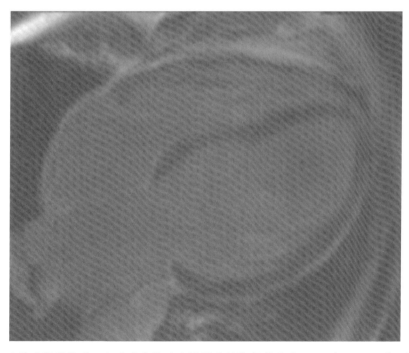

图 29.1　一名特发性扩张型心肌病患者的对比增强反转恢复序列（CE-IR）MRI 四腔心切面图像，未见延迟强化表现

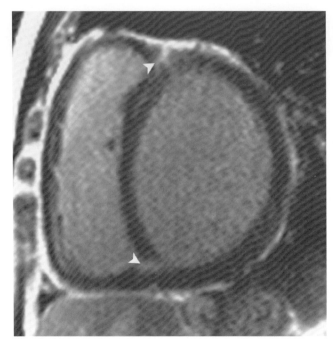

图 29.2 CE-IR MRI 图像。特发性扩张型心肌病患者的短轴图像显示右心室下连接点（短箭头）的延迟强化（信号增强）

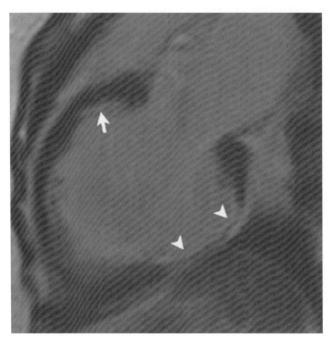

图 29.3 缺血性扩张型心肌病患者垂直长轴 CE-IR MRI 影像显示延迟强化、下壁（短箭头）全层瘢痕（高信号）、前壁心内膜下瘢痕（箭头）

30 心肌致密化不全

明确致密化不全形态——心内膜重度小梁化，心外膜层纤薄、致密。

记录病变累及的节段。

量化心室容积、收缩或舒张功能障碍。

检查合并畸形：房间隔缺损、室间隔缺损、主动脉狭窄和右心发育不良综合征。

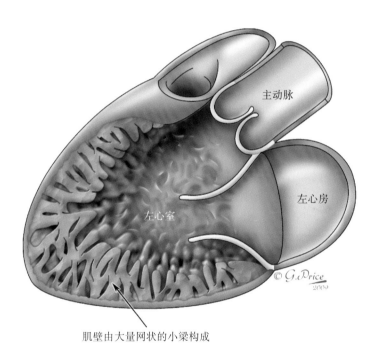

肌壁由大量网状的小梁构成

图 30.1 心肌致密化不全示意图

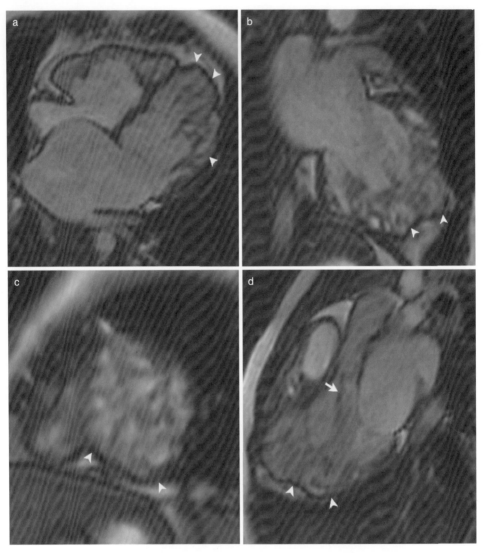

图 30.2 左心室心肌致密化不全患者的 b-SSFP 图像。（a）四腔心切面和（b）垂直长轴视图显示左心房重度扩张。（c）短轴及（d）左心室流出道视图显示薄层致密化心肌（短箭头），并见轻度主动脉瓣反流（箭头）

31 法洛四联症

评估右心室流出道梗阻——肺动脉瓣下漏斗部动态或固定狭窄。

评估肺动脉瓣形态—— 手术是否可以保瓣。

量化右心室流出道的峰值流速。

确认和测量所有分支肺动脉狭窄或发育不良。

测量差异性肺灌注。

确认是否存在多发的室间隔缺损。

量化心室容积、质量和功能。

检查主动脉根部扩张。

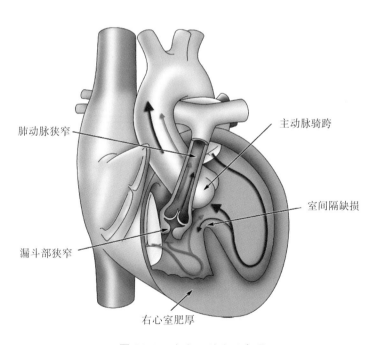

图 31.1 法洛四联症示意图

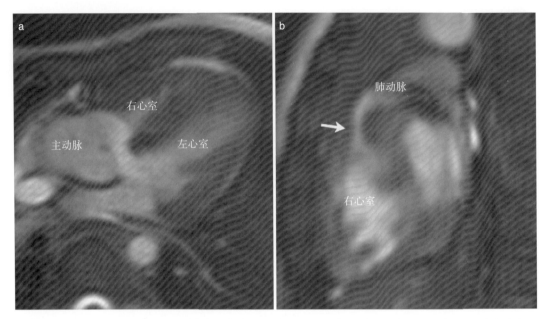

图 31.2 法洛四联症术前 b-SSFP 图像。（a）左心室流入 / 流出视图显示室间隔缺损及主动脉骑跨，注意右心室重度肥厚。（b）右心室流出道视图显示肺动脉瓣下重度肌性狭窄（箭头）

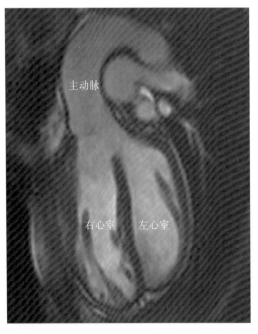

图 31.3 成人法洛四联症患者的术前 b-SSFP 图像，斜矢状位显示室间隔缺损伴主动脉骑跨

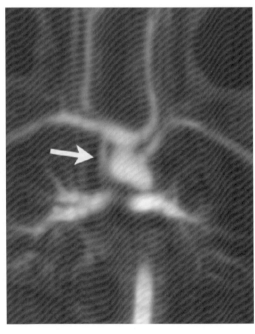

图 31.4 CE-MRA 冠状位最大强度投影（MIP）图像显示右侧改良 BT 分流（箭头）

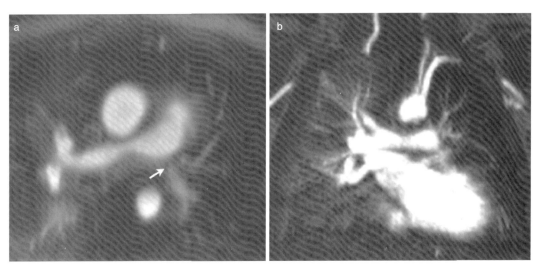

图 31.5 钆增强 MRA 显示左侧 BT 分流导致的左肺动脉重度狭窄（箭头）。（a）轴位图像。（b）冠状位——注意左肺灌注减少

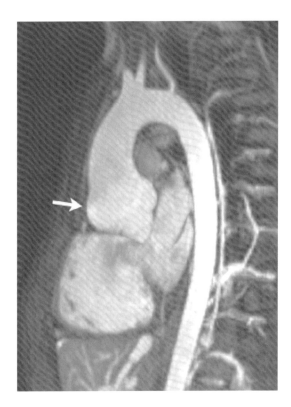

图 31.6 3D b-SSFP 斜矢状位 MIP 图像显示主动脉根部中度扩张（箭头）

32 法洛四联症：术后

描述右心室流出道与肺动脉干解剖（大小、形状和动态特征）。

明确是否存在右心室流出道动脉瘤。

确定是否存在漏斗部、肌部右心室流出道梗阻。

量化肺动脉瓣反流。

评估分支肺动脉解剖结构——寻找狭窄。

评估双侧心室功能、容积和质量。

计算 Qp:Qs ——评估残余室间隔缺损（或房间隔缺损）。

寻找大的主 – 肺动脉侧支（MAPCAs）—— 多发小血管可能难以发现，但其能导致显著的 Qp:Qs 差异。

测量主动脉根部——通常扩张。

描述冠状动脉走行(跨越右心室流出道的大分支，邻近潜在支架植入区的分支)。

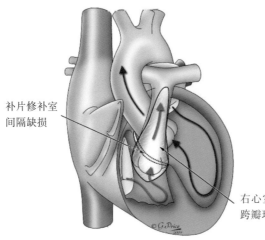

补片修补室
间隔缺损

右心室流出道
跨瓣环补片

图 32.1 法洛四联症矫治术后示意图。以跨瓣环补片扩大肺动脉与肺动脉瓣。修补室间隔缺损的补片将骑跨的主动脉直接隔入左心室

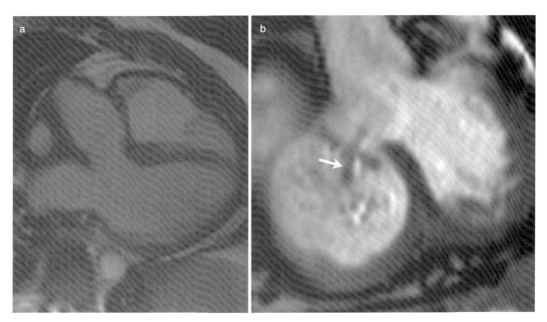

图 32.2 b-SSFP 图像显示法洛四联症室间隔缺损补片修补。（a）正常。（b）补片漏（箭头）

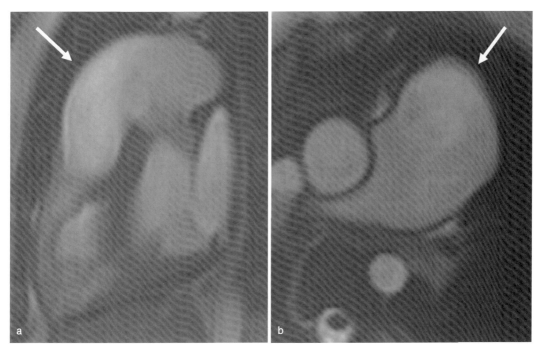

图 32.3 b-SSFP 图像显示跨瓣环补片修补后右心室流出道瘤样扩张（箭头）。（a）斜矢状位图像。（b）轴位图像

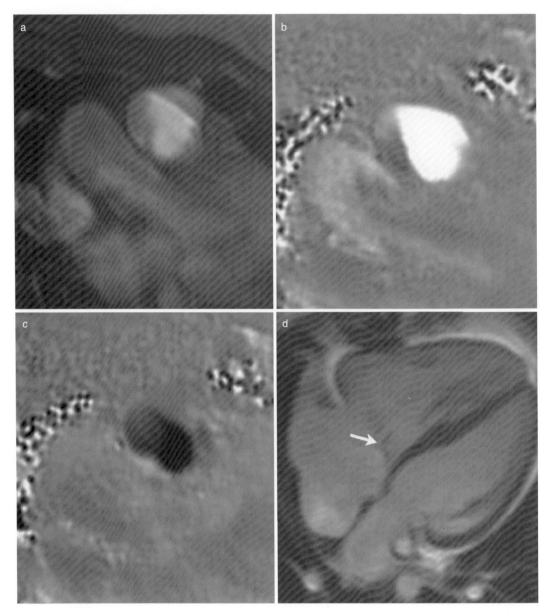

图 32.4 肺动脉瓣反流图像。（a）幅度图。（b）收缩期及（c）舒张期相位对比图像显示肺动脉瓣反流。（d）b-SSFP 四腔心切面图像显示右心室中度扩张伴轻度肥厚。注意：室间隔变平，右心房扩张。亦可见三尖瓣反流的高信号射流（箭头）

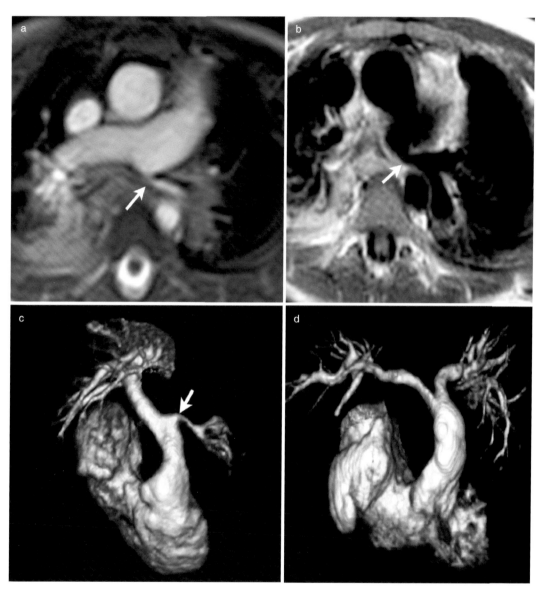

图 32.5　分支肺动脉变窄。（a）b-SSFP 轴位图像。（b）黑血快速自旋回波序列。（c）CE-MAR 容积 3D 重建显示左肺动脉狭窄（箭头）。（d）CE-MRA 容积 3D 重建显示双侧肺动脉狭窄。双侧均曾存在 BT 分流

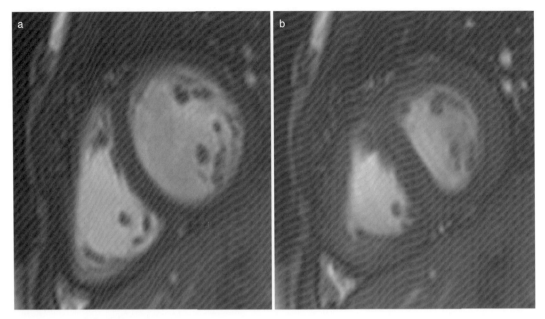

图 32.6 b-SSFP 图像显示右心室流出道残余梗阻患者的室间隔于收缩期变平。（a）舒张期。（b）收缩期

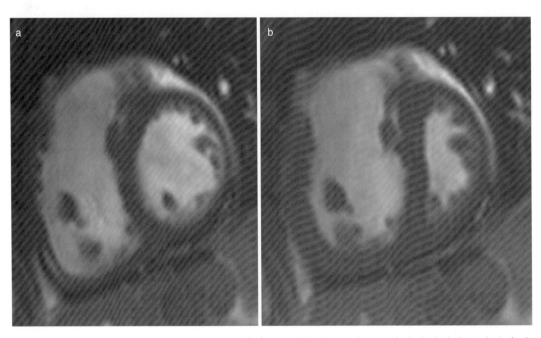

图 32.7 b-SSFP 图像显示重度肺动脉瓣反流患者舒张早期室间隔变平。（a）舒张晚期。（b）舒张早期

33 肺动脉瓣狭窄

观察右心室流出道、主肺动脉和分支肺动脉结构。

描述右心室流出道梗阻机制——瓣下，瓣膜，瓣上。

测量瓣环 。

评估主肺动脉狭窄后扩张。

量化瓣膜狭窄及反流。

量化右心室容积、收缩功能及肥厚程度。

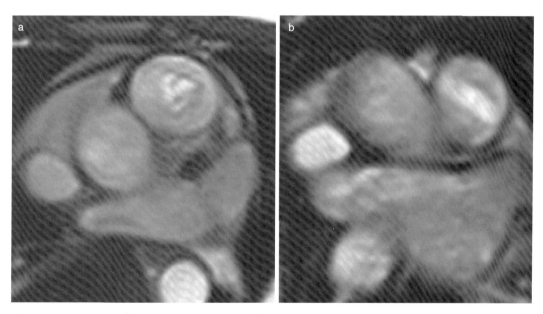

图 33.1 肺动脉瓣狭窄 b-SSFP 的正面图像。（a）三叶瓣。（b）二叶瓣

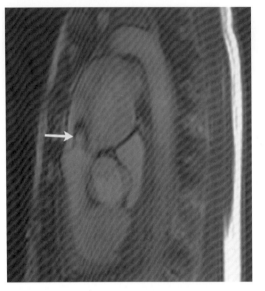 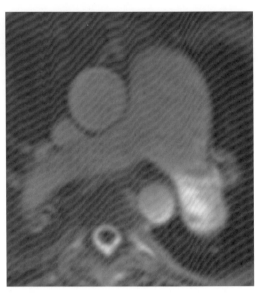

图 33.2 右心室流出道 b-SSFP 图像，显示收缩期血流快速通过肺动脉瓣（箭头）进入重度扩张的主肺动脉

图 33.3 b-SSFP 轴位图像显示主肺动脉和分支肺动脉扩张

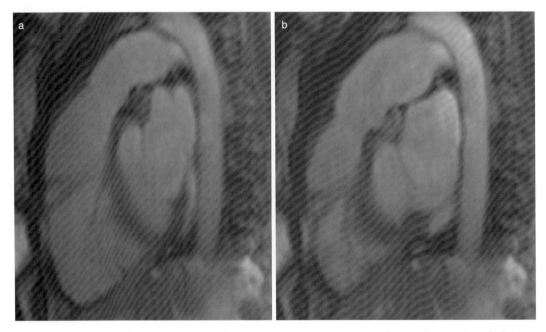

图 33.4 肺动脉瓣狭窄行球囊扩张成形术后右心室流出道的 b-SSFP 图像。（a）舒张期。（b）收缩期。注意动态形状

34 经皮肺动脉瓣植入

描述右心室流出道和肺动脉干的形态（大小与形状）及动态特征。

在收缩期及舒张期测量植入位置——直径必须为 14~22mm。

描述冠状动脉走行及其与植入点的距离。

植入术后评估瓣膜的稳定性和功能。

量化心室容积和功能。

用前后位 / 侧位胸部 X 线片评价支架是否断裂。

使用 CT 对支架结构进行 3D 可视化。

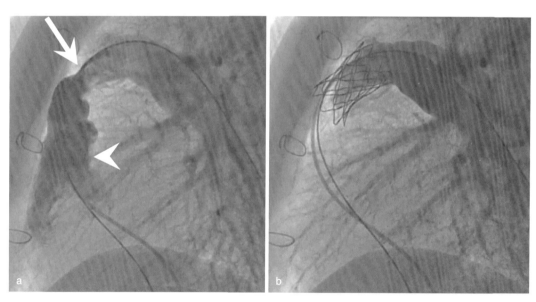

图 34.1　侧位导管造影。（a）经皮肺动脉瓣植入（PPVI）术前，显示狭窄（箭头）和肺动脉瓣反流，造影剂位于右心室内（短箭头）。（b）PPVI 术后，狭窄缓解，无反流

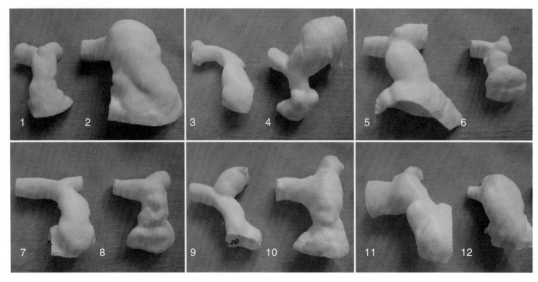

图 34.2 根据 CE-MRA 结果重建的 3D 模型。共计 12 例在新生儿期接受外科矫治的法洛四联症患者。注意术后 12~15 年的右心室流出道解剖变化。患者 1、3、4、6 和 9 适合行 PPVI

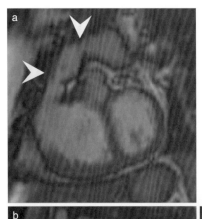

图 34.3 右心室流出道 b-SSFP 图像。（a）收缩期图像（与舒张期图像相同）显示管道固定钙化伴两处灶性狭窄（短箭头）。（b）另一名患者的舒张期图像显示潜在性舒张期狭窄（箭头）。（c）该患者的情况有动态的改变，收缩期图像显示狭窄消失

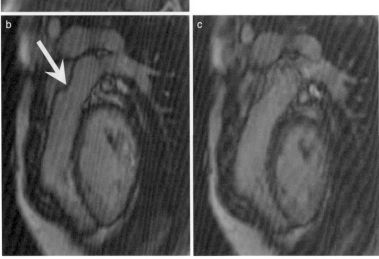

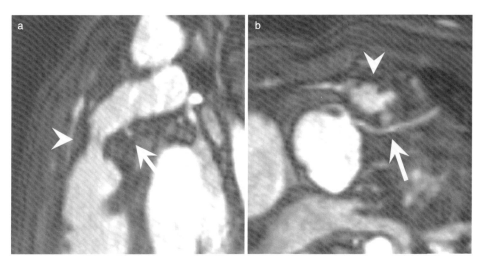

图 34.4　全心 3D b-SSFP 矢状位（a）和轴位（b）重建。在（a）图中，左冠状动脉（箭头）似乎与右心室流出道 / 肺动脉干狭窄处有一定距离（短箭头）；但在（b）图中，可见左冠状动脉（箭头）非常接近 PPVI 的拟定位置。该患者需要做球囊扩张试验

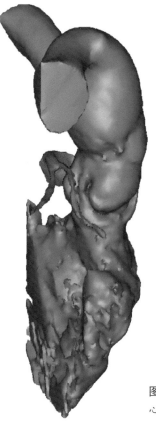

图 34.5　容积 3D 重建增强 CT 显示左冠状动脉与扩张的右心室流出道 / 肺动脉干后表面的关系

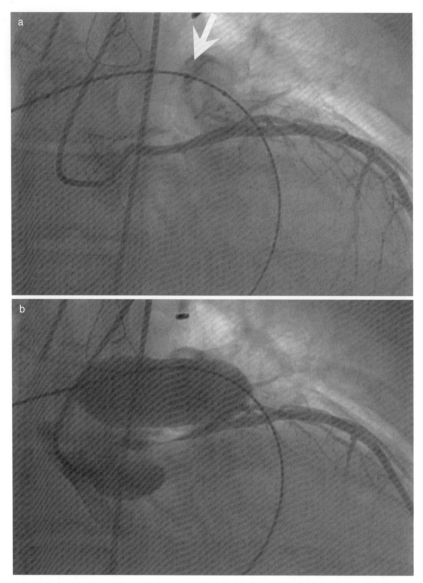

图 34.6 球囊试验前（a）、后（b）冠状动脉造影。图（a）圆形的同种移植物钙化清晰可见（箭头）。图（b）显示左冠状动脉受压。该患者未行 PPVI，改行传统外科肺动脉瓣置换术

35 肺动脉闭锁合并室间隔缺损

描述是否存在固有中央肺动脉（由未闭的动脉导管或 BT 分流供血）。

描述多源性肺血供应的数量和走行（大的主 – 肺动脉侧支血管，即 MAPCAs）。

说明 MAPCAs 和其他结构的关系：与气管、支气管、食管的关系。

如果存在双路径血供，说明 MAPCAs 与"真正的"发育不良的中央肺动脉的关系。

测量右心室流出道颈部至肺动脉汇合部的距离（这会影响手术策略或右心室 – 肺动脉管道的选择）。

术后：评价右心室 – 肺动脉管道功能（瓣膜反流或狭窄）。

术后：量化右心室容积和收缩功能。

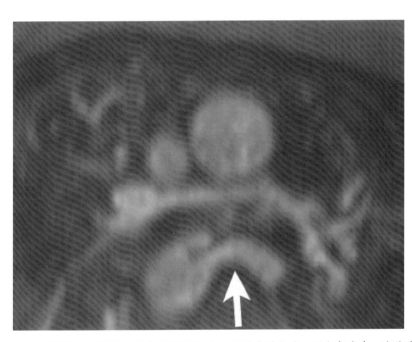

图 35.1　CE-MRA 轴位 MIP 图像，显示肺动脉与右心室流出道分离，汇合部存在，肺动脉发育不良。注意主动脉至左肺的粗大侧支（箭头）。所有肺血均来自侧支血管，其中一些侧支血管与肺动脉相交通

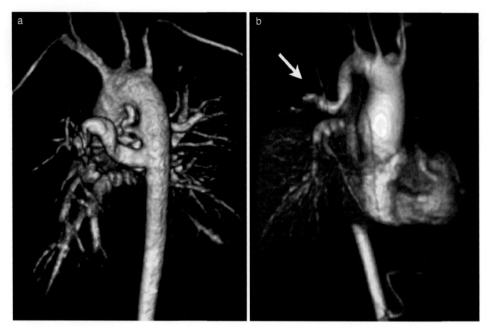

图 35.2 （a）主动脉 CE-MRA 容积 3D 重建的图像显示粗大的主－肺动脉侧支血管（MAPCAs）。
（b）右肺上叶（箭头）灌注不良，提示肺叶肺动脉高压

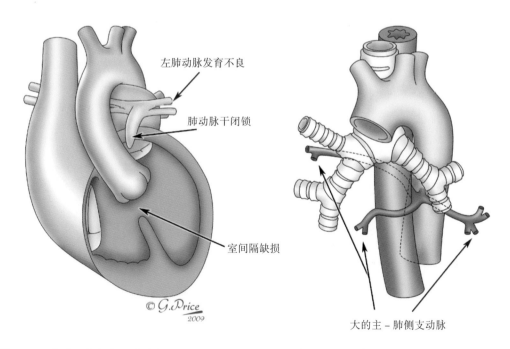

图 35.3 （a） 肺动脉闭锁伴室间隔缺损和 MAPCAs 示意图。注意特征性的主动脉瓣下膜周部室
间隔缺损，类似于法洛四联症和肺动脉闭锁的解剖结构。（b）图示大血管与气管的关系（考虑
CT）。注意起自降主动脉的 MAPCAs 供应肺血流

36 大动脉转位：大动脉调转手术

明确是否存在右心室流出道梗阻、新肺动脉瓣狭窄或肺动脉瓣上狭窄。

明确是否存在新主动脉瓣狭窄或主动脉瓣上狭窄（手术缝合部位）。

评估分支肺动脉狭窄——因 LeCompte 操作后左右肺动脉扭曲所致。

量化分支肺动脉的血流量比例。

明确升主动脉有无扩张（通常出现在冠状动脉扣移植部位）。

评估心室功能、容量和右心室质量（右心室流出道梗阻可能加重）。

评估冠状动脉——开口狭窄，近端扭曲。

识别节段性室壁运动异常或陈旧性心肌梗死的延迟钆增强造影征象（继发于冠状动脉扭曲或损伤）。

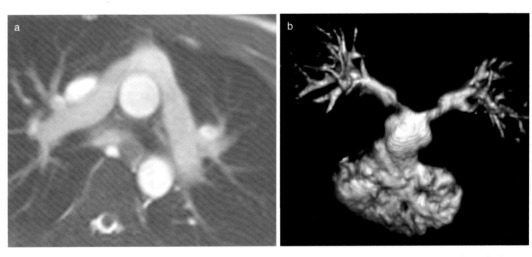

图 36.1 b-SSFP 图像显示 LeCompte 操作后肺动脉骑跨于主动脉。（a）无肺动脉狭窄。（b）CE-MRA 容积 3D 重建显示双侧分支肺动脉近端狭窄

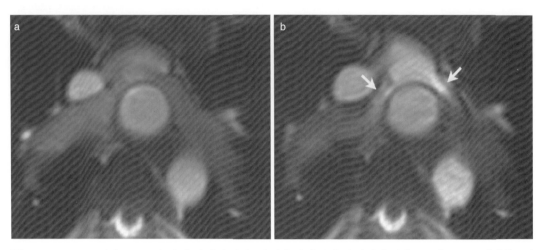

图 36.2 b-SSFP 图像显示双侧分支肺动脉狭窄。(a)舒张期和(b)收缩期图像。注意血流加速(箭头)

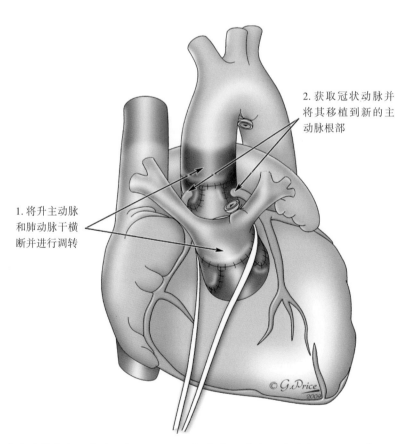

2. 获取冠状动脉并将其移植到新的主动脉根部

1. 将升主动脉和肺动脉干横断并进行调转

图 36.3 大动脉调转手术示意图,行 LeCompte 操作使主动脉和肺动脉换位。注意冠状动脉扣获取及随后移植入新主动脉根部的位置

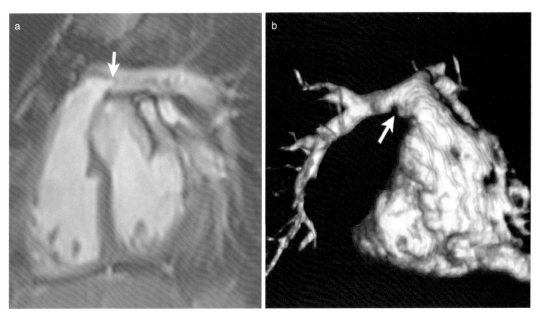

图 36.4 分支肺动脉近端扭曲。（a）b-SSFP 图像显示左肺动脉血流加速（箭头）。（b）CE-MRA 容积 3D 重建显示右肺动脉近端扭曲（箭头）

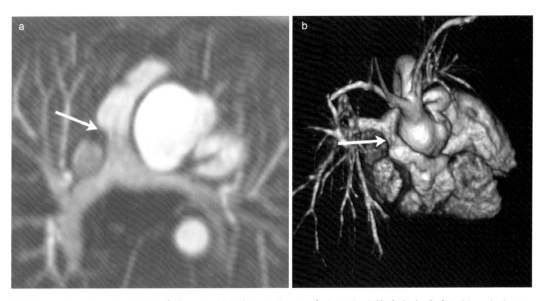

图 36.5 另一例大动脉调转手术，主肺动脉位于右侧，走行于上腔静脉和主动脉之间。（a）CE-MAR 轴位 MIP 图像。（b）容积 3D 重建

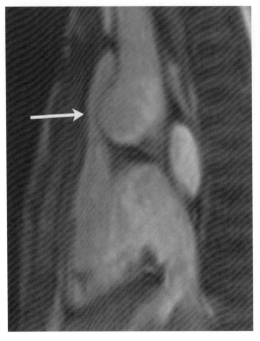

图 36.6　b-SSFP 图像显示位于胸骨和主动脉之间的主肺动脉（箭头）受压

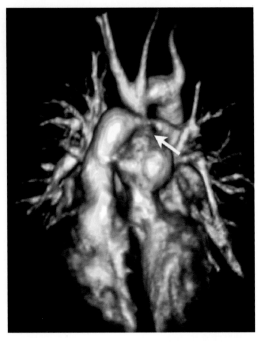

图 36.7　CE-MRA 容积 3D 重建显示左肺动脉近端狭窄及升主动脉吻合口狭窄（箭头）

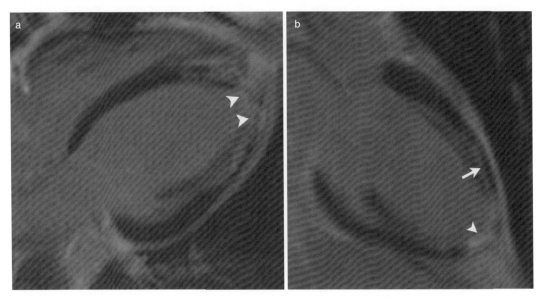

图 36.8　对比增强反转恢复序列（CE-IR）MRI 图像显示心肌梗死。（a）四腔心切面图像。（b）左心室垂直长轴切面图像。注意：心尖部全层强化（短箭头），前壁心内膜下强化（箭头）

37 大动脉转位：Senning 和 Mustard 手术

评估体静脉的通畅性（梗阻程度）。

评估肺静脉的通畅性。

用平面内血流速度量化静脉梗阻程度。检查相位流量损失或峰值流速（是否 > 1.0 m/s）。

评估心房内板障的完整性或板障漏的大小（可能为双向分流）。

观察奇静脉有无扩张及板障梗阻。

评估心室功能、容量及右心室质量（可能导致体循环压力增加）。

通过延迟钆增强造影评估心肌纤维化及瘢痕。

注意三尖瓣反流及其严重程度。

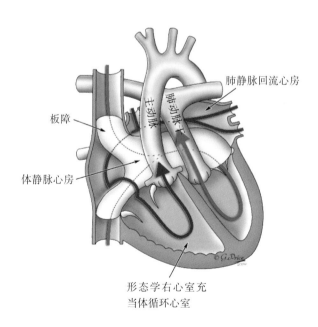

图 37.1 大动脉转位心房调转术（Mustard 或 Senning 手术）示意图。注意体循环（蓝色）血流由上腔静脉和下腔静脉进入左心房，然后经二尖瓣进入左心室，再进入肺动脉。肺循环（红色）血流从肺静脉进入右心房，然后通过三尖瓣进入主动脉

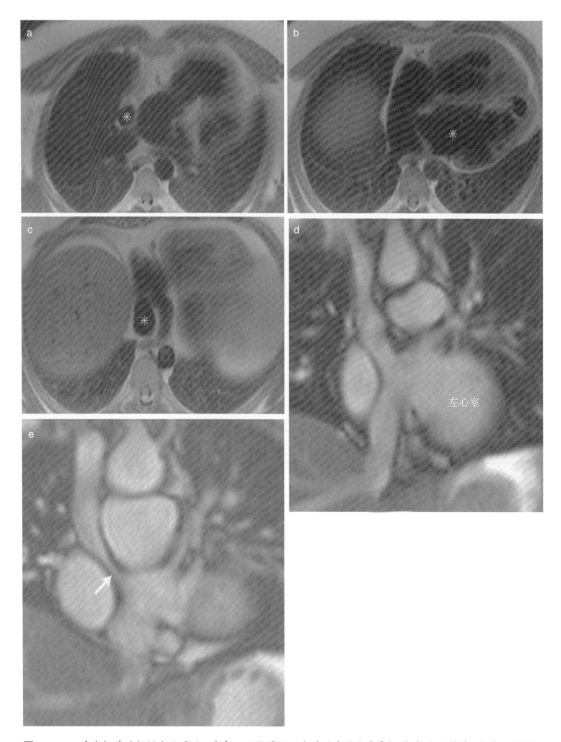

图37.2 心房内板障的扫描定位平面，需在以下位置做三点平面定位（星号）：（a）上腔静脉；（b）二尖瓣；（c）下腔静脉。由此获取体循环静脉血汇入左心房的b-SSFP图像：（d）无梗阻；（e）在上腔静脉汇入左心房的交界处有狭窄（箭头）

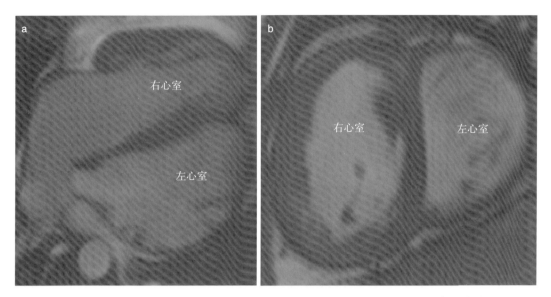

图 37.3 Mustard 术后的 b-SSFP 图像。（a）心房内板障将肺静脉血流导入右心房。（b）短轴切面显示预期的体循环右心室肥大。注意室间隔凸向左心室

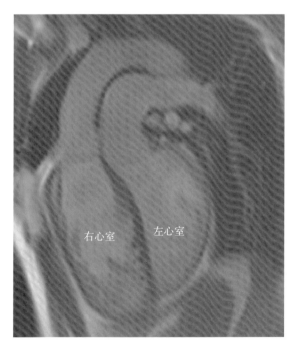

图 37.4 Mustard 术后的 b-SSFP 图像。流出道斜矢状位图像显示主动脉起自右心室，肺动脉在后方起自左心室

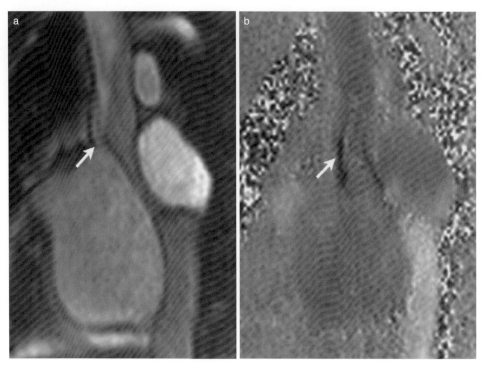

图 37.5　板障漏。（a）幅度图显示上腔静脉 – 右心房交界处（箭头）心房内板障不连续。（b）相位对比图像显示血流（箭头）从体静脉流入右心房（肺静脉腔）

38　大动脉转位合并室间隔缺损及肺动脉狭窄

评估右心室 – 肺动脉分流管道狭窄和瓣膜反流情况。

检查管道钙化，CT 评估效果更佳。

评估分支肺动脉的狭窄。

寻找是否存在左心室流出道梗阻——室间隔缺损和（或）限制性室间隔缺损隧道。

评估室间隔缺损修补的完整性。

评估心室功能、容量和质量（可能因不寻常的补片位置而评估困难）。

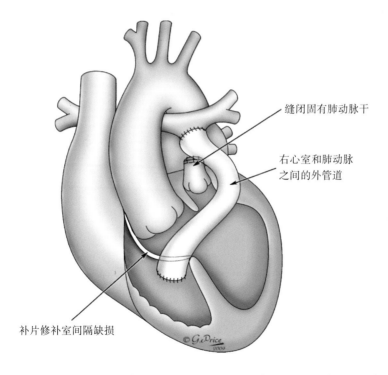

缝闭固有肺动脉干

右心室和肺动脉
之间的外管道

补片修补室间隔缺损

图 38.1　大动脉转位合并室间隔缺损及肺动脉狭窄行 Rastelli 术后的示意图

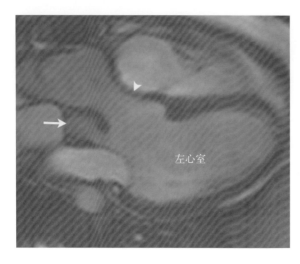

图 38.2　左心室流入 / 流出的 b-SSFP 图像显示右心室面的室间隔缺损补片（短箭头）用于构建至主动脉的左心室流出道。注意主动脉和左心房之间吻合后发育不良的肺动脉（箭头）

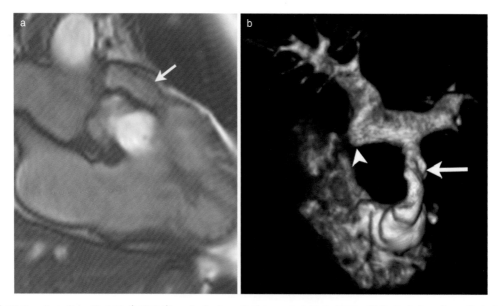

图 38.3　右心室 – 肺动脉管道狭窄。（a）右心室流入 / 流出的 b-SSFP 影像显示右心室 – 肺动脉分流管道（箭头）钙化（低信号）并狭窄。（b）肺动脉 CE-MRA 容积 3D 重建图像显示嵌入左肺动脉的右心室 – 肺动脉管道狭窄、形态不规则。注意位于该吻合口右侧的肺动脉分叉

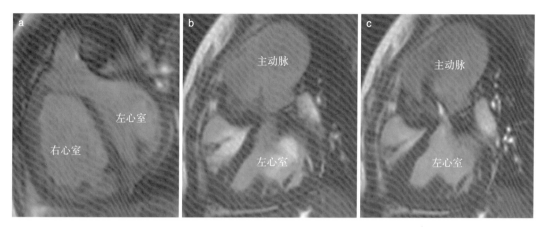

图 38.4 室间隔缺损补片的短轴 b-SSFP 图像。（a）从左心室到主动脉的流出道无梗阻。（b）室间隔缺损补片向内塌陷导致流出道重度梗阻。舒张期和 收缩期（c）图像——注意升主动脉狭窄后扩张

39　先天性矫正型大动脉转位

描述心房 - 心室和心室 - 心房连接。

寻找室间隔缺损——70% 的病例合并室间隔缺损，通常为流入道型，伴房室瓣骑跨。

明确是否存在流出道梗阻。

描述三尖瓣——可能为 Ebsteins 畸形。

通过延迟增强评估体循环右心室心肌纤维化或瘢痕。

寻找合并畸形——右位心，由三尖瓣瓣上环引起的右心室流入道梗阻，以及主动脉弓发育不良（伴或不伴主动脉缩窄）。

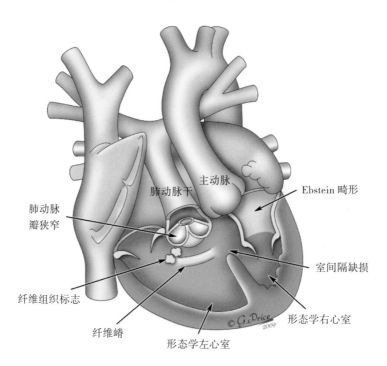

图 39.1　先天性矫正型大动脉转位示意图

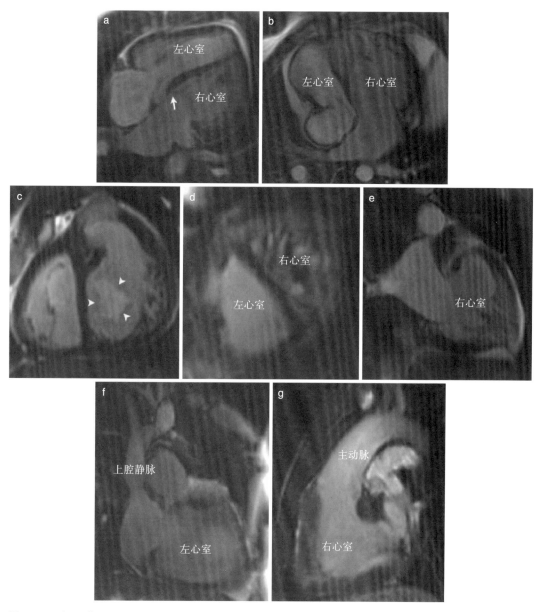

图 39.2 数名先天性矫正型大动脉转位（CCTGA）患者的 b-SSFP 图像。（a）左侧三尖瓣向心尖偏移（箭头）。（b）四腔心切面视图显示体循环右心室中度扩张。（c）短轴视图显示左侧三尖瓣（短箭头）和右侧二尖瓣。（d）心尖 1/3 段的短轴视图。（e）垂直长轴视图显示肺静脉血回流至右心室。（f）垂直长轴视图显示体循环静脉血回流至左心室。（g）斜矢状位视图显示体循环血流起自右心室

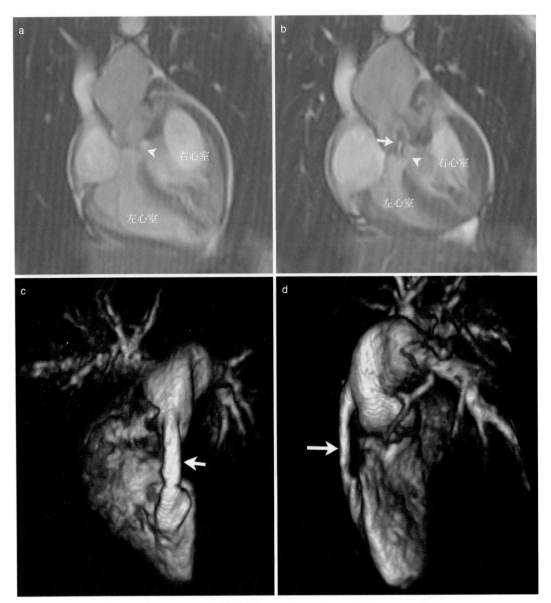

图 39.3 矫正型大动脉转位合并对位不良型室间隔缺损（短箭头）和肺动脉狭窄。（a）舒张期和（b）收缩期 b-SSFP 图像，注意图（b）中肺动脉瓣血流速度加快（箭头）。CE-MRA 容积 3D 重建前位（c）和侧位（d）图像显示的为左心室－肺动脉管道（箭头），其作为肺动脉狭窄的旁路，以增加肺血流

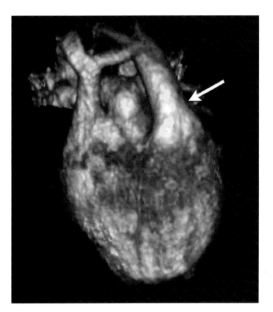

图 39.4　CE-MRA 容积 3D 重建图像显示主动脉（箭头）位于主肺动脉的左前方

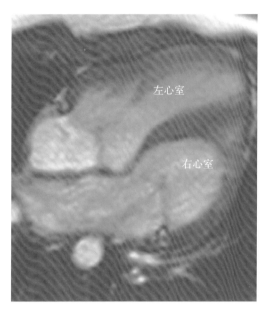

图 39.5　CCTGA 合并轻度 Ebstein 畸形的 b-SSFP 图像，三尖瓣隔瓣自房室瓣环向心尖移位

40　永存动脉干

对未行手术矫治的永存动脉干需描述解剖亚型：

- Ⅰ型：双侧肺动脉起自主肺动脉，主肺动脉起自共同动脉干（通常起自左侧壁）
- Ⅱ型：右肺动脉和左肺动脉分别起自共同动脉干的后壁。
- Ⅲ型：右肺动脉和左肺动脉起自共同动脉干的侧壁。

（译者注：英文原著中只介绍了3型，但目前永存动脉干分为4型，Ⅳ型为左、右肺动脉缺失，肺循环血供由起自降主动脉的支气管动脉等供应。）

评估动脉干瓣膜的功能。

描述室间隔缺损的大小和位置。

寻找合并畸形——主动脉狭窄，主动脉弓离断。

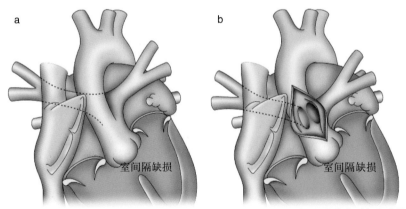

Ⅰ型：双侧肺动脉共同起自动脉干的后壁，然后分开　　Ⅱ型：双侧肺动脉分别起自动脉干的后壁

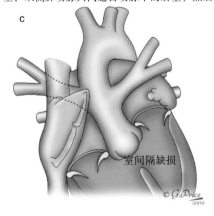

Ⅲ型：双侧肺动脉分别起自动脉干的侧壁

图 40.1　永存动脉干示意图

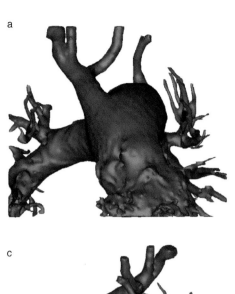
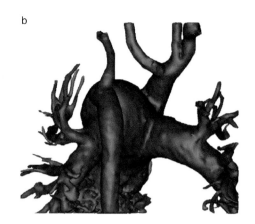
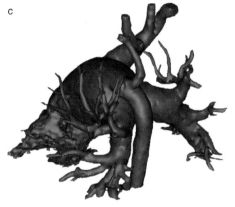

图 40.2 容积重建对比增强 CT 图像显示永存动脉干、肺动脉闭锁和 B 型主动脉弓离断。（a）前位视图。（b）后位视图。（c）后斜位视图

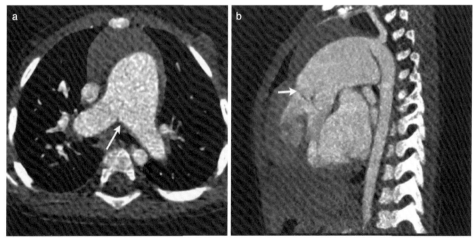

图 40.3 （a）对比增强 CT 多平面重建（MPR）轴向图像显示 II 型永存动脉干、肺动脉闭锁（箭头）。（b）同一患者的矢状平面图像。注意共同动脉干瓣膜骑跨于室间隔缺损（箭头）。主动脉连续性由未闭的动脉导管维持

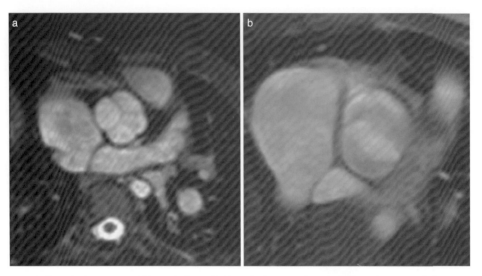

图 40.4　动脉干瓣膜 b-SSFP 图像。（a）四叶瓣。（b）二叶瓣。动脉干瓣膜三叶瓣最常见

41 右心室双出口

注意大血管排列——正常排列伴主动脉瓣下室间隔缺损（法洛四联症型），前位主动脉伴肺动脉瓣下室间隔缺损（Taussig-Bing 型）。

描述室间隔缺损的大小、位置及作用。

明确有无流出道梗阻。

评估心室功能、容量和质量（左、右心室可能不平衡）。

无论行法洛四联症矫治还是行大动脉转位矫治术，其术后评估均取决于最初的右心室双出口（DORV）分型。

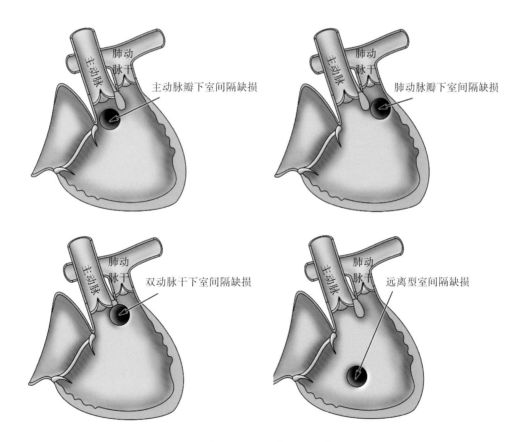

图 41.1 右心室双出口伴右前位主动脉示意图。注意室间隔缺损的不同位置

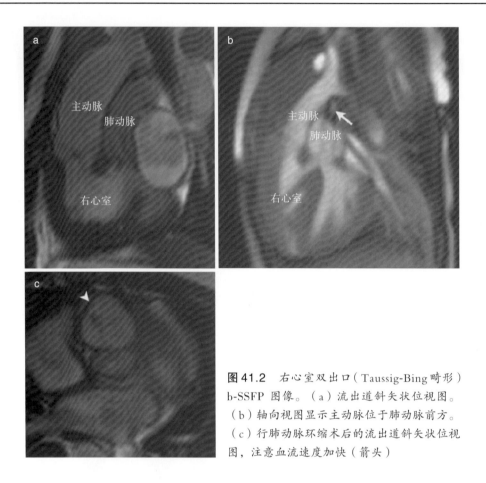

图 41.2 右心室双出口（Taussig-Bing 畸形）b-SSFP 图像。（a）流出道斜矢状位视图。（b）轴向视图显示主动脉位于肺动脉前方。（c）行肺动脉环缩术后的流出道斜矢状位视图，注意血流速度加快（箭头）

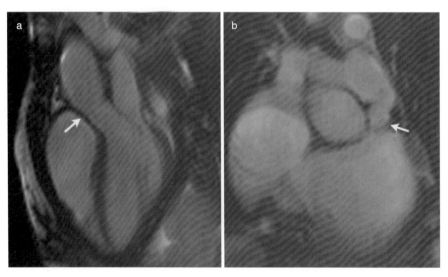

图 41.3 法洛四联症型右心室双出口的 b-SSFP 图像。（a）左心室流出道切面显示室间隔缺损补片。（b）右心室流出道切面，注意肺动脉瓣下狭窄（箭头）

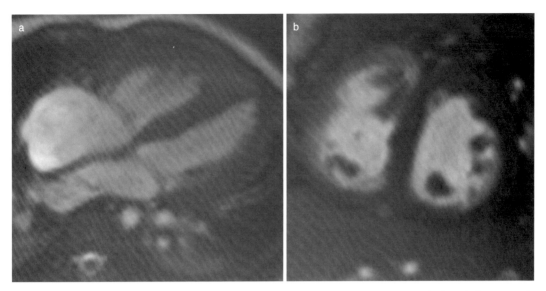

图 41.4 未经手术治疗的右心室双出口 b-SSFP 图像。（a）四腔心切面视图。（b）短轴切面显示右心室肥厚

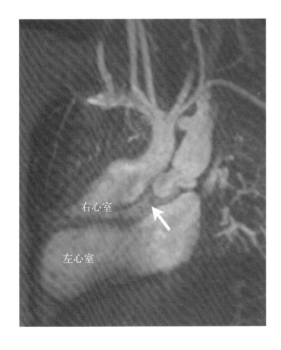

右心室

左心室

图 41.5 3D b-SSFP 最大强度投影（MIP）图像显示肺动脉瓣下重度狭窄（箭头）。发育不良的右心室位于左心室上方

42 左心室双入口

描述房室瓣——房室瓣闭锁或狭窄，瓣膜附属结构骑跨于室间隔缺损。

评估心室功能和容量——右心室常呈残腔。

评估室间隔——明确有无对位不良。

评估房室瓣功能。

寻找合并畸形——双出口大动脉连接，肺动脉狭窄，主动脉瓣下梗阻，主动脉缩窄。

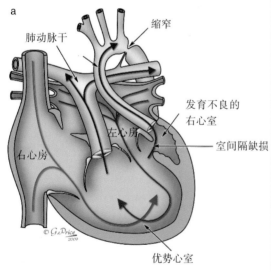
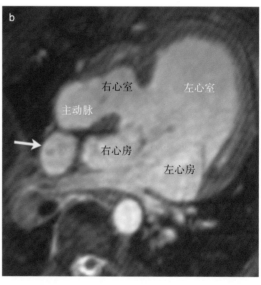

图 42.1　（a）左心室双入口示意图。注意蓝色（体循环静脉血）和红色（肺静脉血）血液的混合，紫色的血流从左心室流入肺动脉和主动脉（通过室间隔缺损和发育不良的右心室），同时常合并主动脉缩窄。（b）左心室双入口的 b-SSFP 图像，可见主动脉起自发育不良的右心室，该患者已行全腔静脉 - 肺动脉连接（TCPC）手术（箭头）

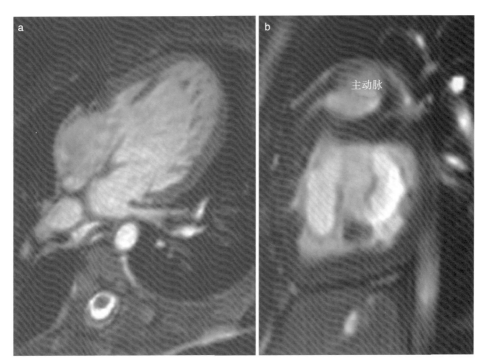

图 42.2　左心室双入口的 b-SSFP 图像。（a）斜轴位视图。（b）短轴视图——主动脉在上方起自右心室残腔

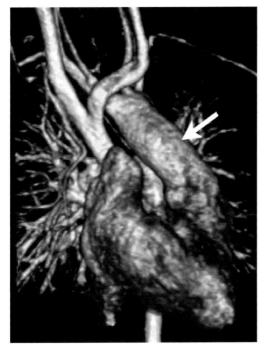

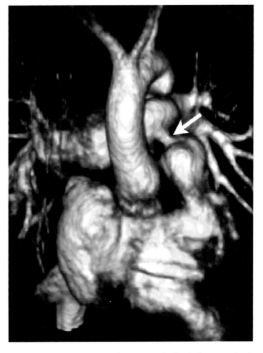

图 42.3　CE-MRA 容积 3D 重建图像显示大动脉转位，其主动脉起自发育不良的右心室（箭头）

图 42.4　CE-MRA 容积 3D 重建图像显示肺动脉环缩（箭头）

43 左心发育不良综合征：Norwood 1 期

评估分支肺动脉解剖——包括与分流管道连接处可能发生的变形（改良 BT 或 "Sano" ）。

评估主动脉弓重建后是否存在残余梗阻或缩窄。

评估右心室功能和容积。

明确三尖瓣有无反流。

确定新主动脉瓣有无反流。

评估心房间交通是否足够。

寻找静脉 – 静脉或主动脉 – 肺动脉侧支血管。

寻找双侧上腔静脉。

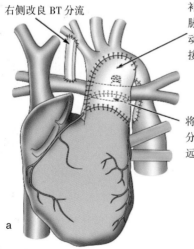
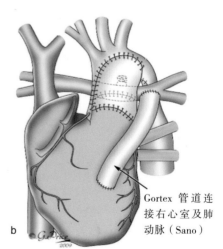

右侧改良 BT 分流

补片扩大主动脉弓，并与肺动脉干近端连接（新主动脉）

将肺动脉干自分叉处横断，远端缝闭

Gortex 管道连接右心室及肺动脉（Sano）

图 43.1 Norwood 1 期手术示意图。（a）改良 BT 分流。（b）右心室 – 肺动脉管道的改良 Sano 分流

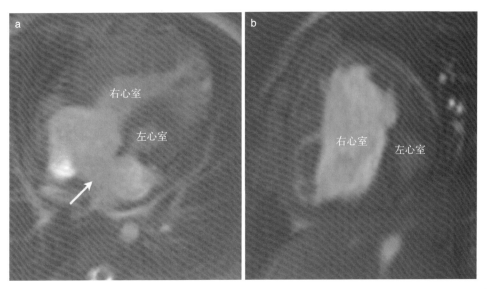

图 43.2 b-SSFP 图像显示左心室发育不良和体循环右心室过度肥大。（a）斜轴位视图，注意房间隔造口术后房间隔缺失。（b）短轴视图

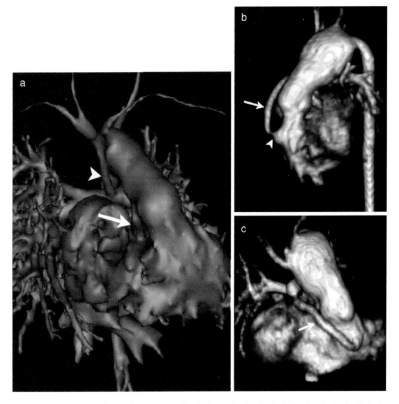

图 43.3 CE-MRA 容积 3D 重建。（a）DKS 术吻合固有主动脉和新主动脉（箭头），前面观和改良 BT 分流（短箭头）。（b）左前斜位和（c）右前斜位视图，在 Sano 管近端（短箭头）故意扭曲以限制肺血流量

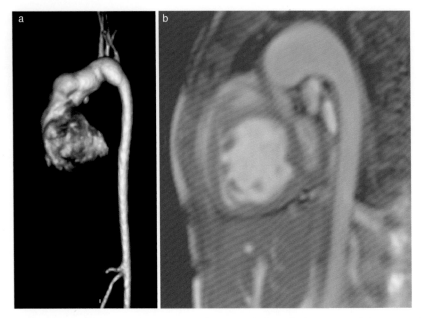

图 43.4 良好的主动脉弓修复。（a）CE-MRA 容积 3D 重建。（b）b-SSFP 斜矢状位视图

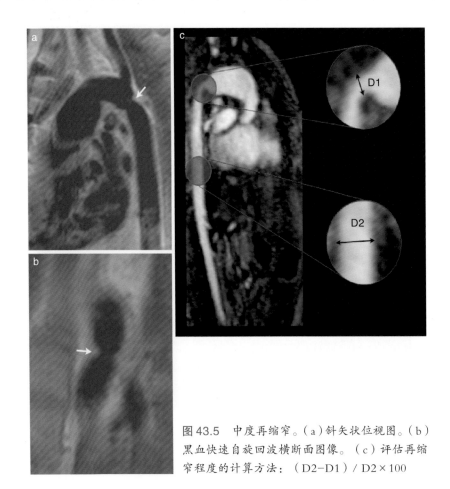

图 43.5 中度再缩窄。（a）斜矢状位视图。（b）黑血快速自旋回波横断面图像。（c）评估再缩窄程度的计算方法：（D2−D1）/ D2×100

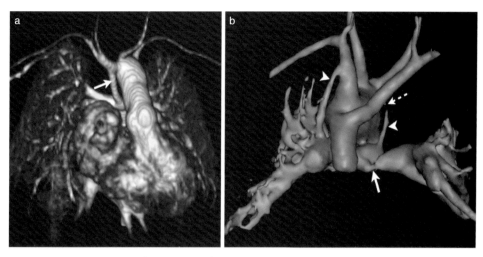

图 43.6　CE-MRA 容积 3D 重建显示（a）单侧和（b）双侧 BT 分流。注意图（b）中左侧 BT 分流近端重度狭窄（虚线箭头），左肺动脉近端狭窄（箭头）

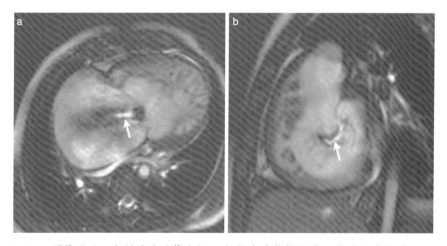

图 43.7　b-SSFP 图像显示三尖瓣反流（箭头）。（a）水平长轴视图。（b）短轴视图

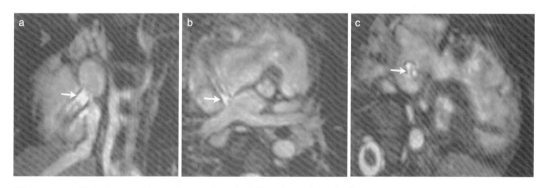

图 43.8　限制性房间隔缺损，过隔血流加速（箭头）。（a～c）多平面 3D b-SSFP 横断面图

44 双向腔静脉－肺动脉分流（Glenn 术）

评估分支肺动脉解剖和上腔静脉－肺动脉连接——检查有无狭窄。

描述体静脉回流（上腔静脉，下腔静脉，肝静脉）。

评估心室功能和容积。

明确房室瓣有无反流。

描述流出道和主动脉弓。

评估心房间交通是否足够。

寻找静脉－静脉或主动脉－肺动脉侧支血管。

通过转换颈内静脉的压力，评估患者在全身麻醉状态下的肺动脉压。

确定有无肺静脉狭窄。

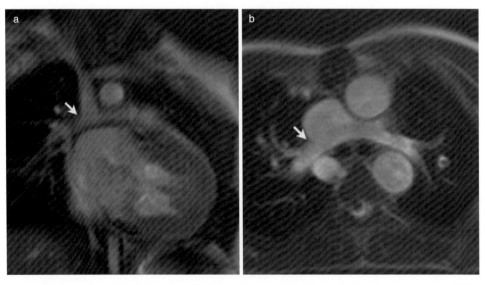

图 44.1　b-SSFP 图像显示上腔静脉和右肺动脉之间的双向腔静脉－肺动脉吻合（BCPC）（箭头）。（a）冠状位视图。（b）轴位视图

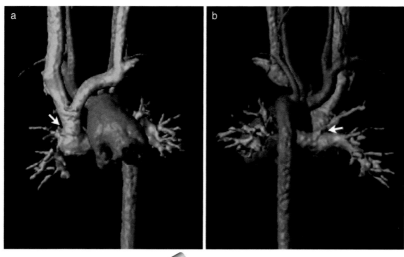

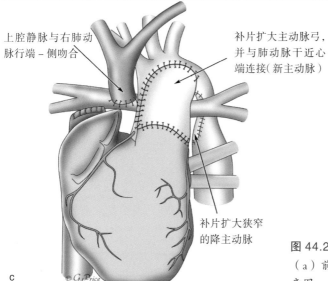

上腔静脉与右肺动脉行端 – 侧吻合

补片扩大主动脉弓，并与肺动脉干近心端连接（新主动脉）

补片扩大狭窄的降主动脉

图 44.2　BCPC 的 CE-MRA 容积 3D 重建。（a）前面观。（b）后面观。（c）BCPC 示意图

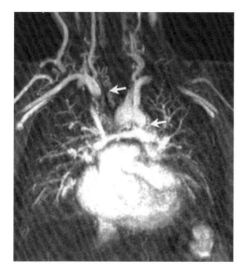

图 44.3　CE-MRA 冠状位 MIP 图像显示行 BCPC 患者的多发侧支血管（箭头；体静脉至肺静脉，主动脉至肺动脉）。静脉测压后提示该患者不能行 TCPC（Fontan 术）

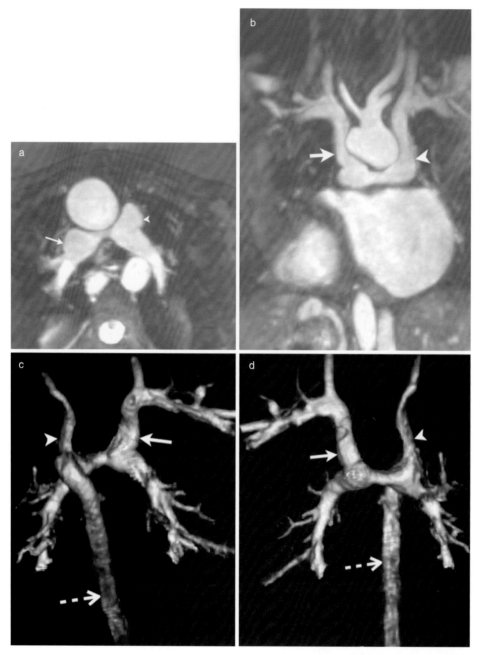

图44.4 左心房异构的患者行双侧双向 Glenn 吻合术后，下腔静脉与奇静脉相延续（虚线箭头）。（a）轴位 MIP 视图。（b）冠状位 MIP 视图。（c，d）容积 3D 维重建。右上腔静脉（箭头）和左上腔静脉（短箭头）

45　Fontan 型循环（三尖瓣闭锁）

评估分支肺动脉解剖结构和右心房 – 肺动脉连接—— 检查是否存在狭窄。

描述体静脉回流（上腔静脉，下腔静脉，肝静脉）。

评估心室功能和容积。

明确房室瓣反流。

寻找右心房内的血栓。

评估心房间交通是否足够。

寻找静脉 – 静脉或主动脉 – 肺动脉侧支血管。

通过转换颈内静脉的压力，评估患者在全身麻醉下的肺动脉压。

确定有无肺静脉狭窄。

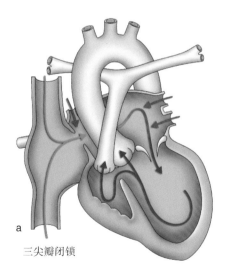

图 45.1　三尖瓣闭锁示意图。（a）原始解剖。（b）行经典心房 – 肺动脉连接术（APC，"经典" Fontan 术）后

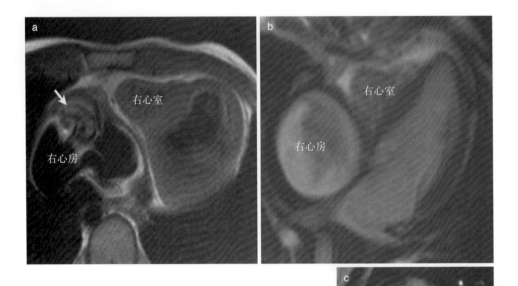

图 45.2 三尖瓣闭锁。（a）黑血快速自旋回波序列显示由于血液涡流导致右心房高信号（箭头），但必须排除血栓。还要注意房室沟的脂肪组织（箭头）将右心房和右心室分隔开。（b）与图 a 同一水平的 b-SSFP 图像，显示右心房扩张和右心室发育不良。（c）短轴视图显示三尖瓣缺失

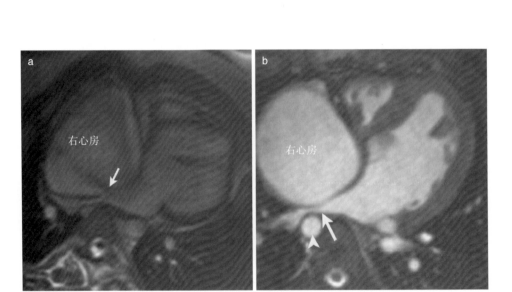

图 45.3 （a）b-SSFP 图像显示房间隔缺损伴过隔血流。（b）3D b-SSFP 图像显示右心房扩张，压迫右心房与右侧胸主动脉（短箭头）之间的右下肺静脉（箭头）

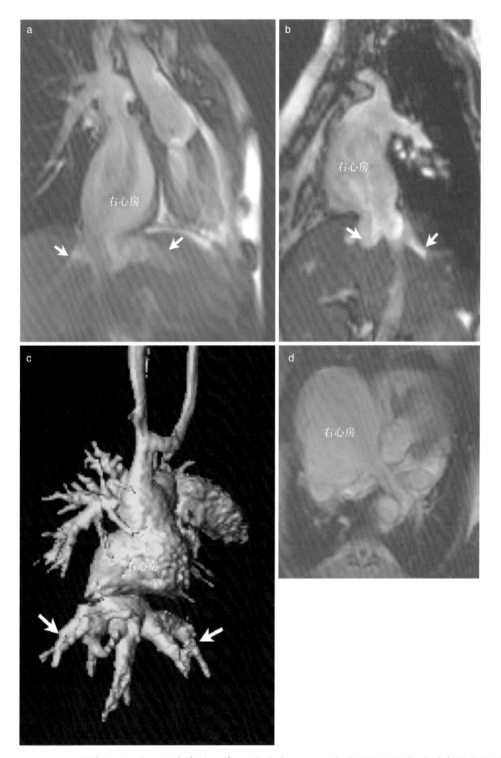

图 45.4　b-SSFP 图像显示 3 个不同患者的心房 – 肺动脉 Fontan。（a）冠状位视图。（b）矢状位视图。
（c）轴位视图。（d）CE-MRA 容积 3D 重建显示心房 – 肺动脉 Fontan。注意重度扩张的右心房
和肝静脉（箭头）

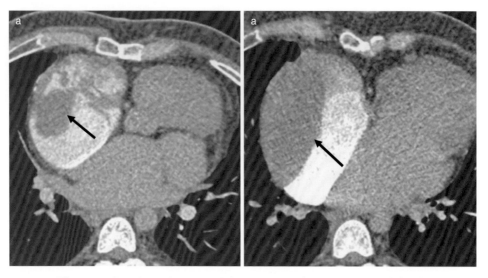

图 45.5　对比增强的轴位 CT 图像，显示右心房内巨大血凝块（箭头）

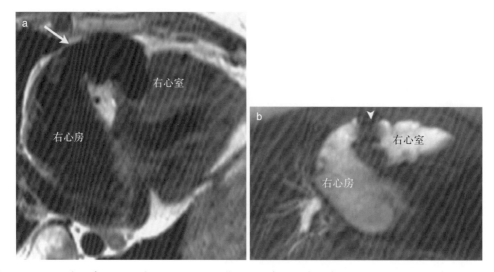

图 45.6　Bjork 式改良 Fontan 术的水平长轴图像，右心房和发育不良的右心室之间通过管道连接。（a）黑血快速自旋回波序列。（b）同一水平的 CE-MRA 轴向 MIP 图像，显示原位瓣膜支架（箭头）

46　全腔静脉－肺动脉连接

评估分支肺动脉解剖——检查是否存在狭窄。

评估上腔静脉－肺动脉和下腔静脉－肺动脉连接——排除狭窄、血栓。

评估心室功能和容积。

明确有无房室瓣反流。

如果存在管道和右心房之间开窗，要评估分流量。

评估心房间交通是否足够。

寻找静脉－静脉或主动脉－肺动脉侧支血管。

通过转换颈内静脉的压力，评估患者在全身麻醉下的肺动脉压力。

确定有无胸腔积液和腹水——提示存在蛋白质丢失性肠病（PLE），这是预后不良的一个标志。

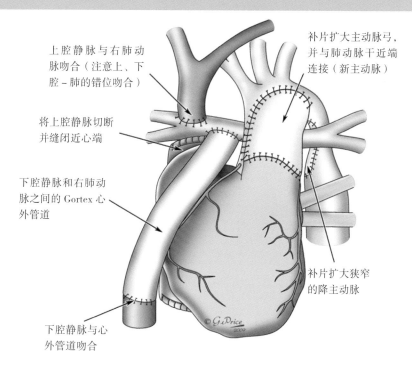

图 46.1　左心发育不良综合征患者行全腔静脉－肺动脉连接（TCPC）后的示意图。注意 Glenn 和下腔静脉－肺动脉连接之间的偏离设置，以限制直接逆向（"对冲"）血流的能量损失

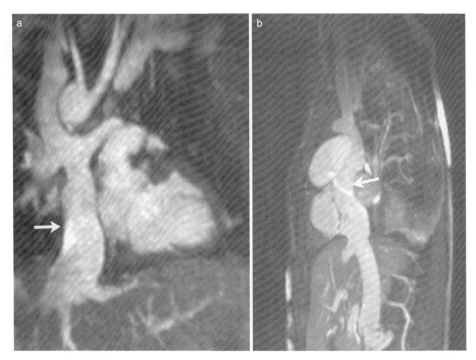

图 46.2 3D b-SSFP 图像显示侧隧道 TCPC（箭头）。（a）冠状位 MIP —— 注意下腔静脉和上腔静脉与肺动脉吻合口的偏移。（b）矢状面 MIP

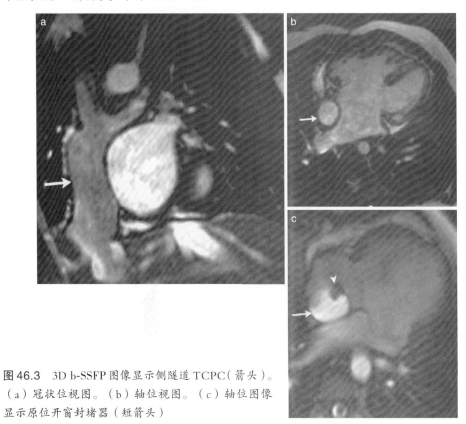

图 46.3 3D b-SSFP 图像显示侧隧道 TCPC（箭头）。（a）冠状位视图。（b）轴位视图。（c）轴位图像显示原位开窗封堵器（短箭头）

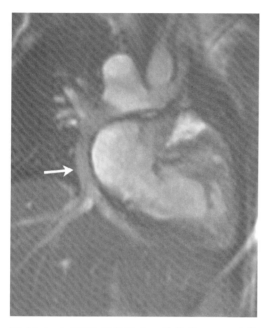

图 46.4 b-SSFP 图像显示心外管道 TCPC（箭头）

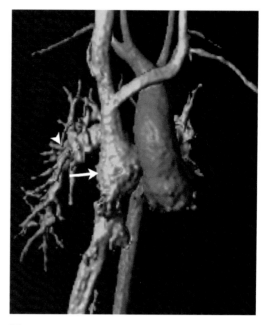

图 46.5 CE-MRA 容积 3D 重建，显示至右肺动脉（箭头）的侧隧道 TCPC（短箭头）

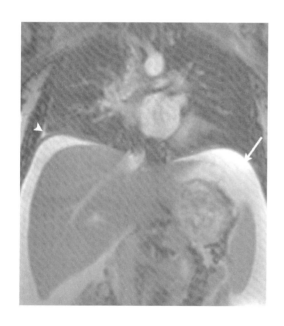

图 46.6 b-SSFP 图像来自 Fontan 循环衰竭合并蛋白丢失性肠病患者，显示严重的腹水（箭头）和右侧胸腔积液（短箭头）

47 冠状动脉畸形

描绘冠状动脉解剖——CT 可能更佳。

检查心肌灌注不足。

明确局部室壁运动异常区域。

评估心室功能、容积和左心室质量。

如果存在心肌梗死，行延迟钆增强造影确定梗死面积。

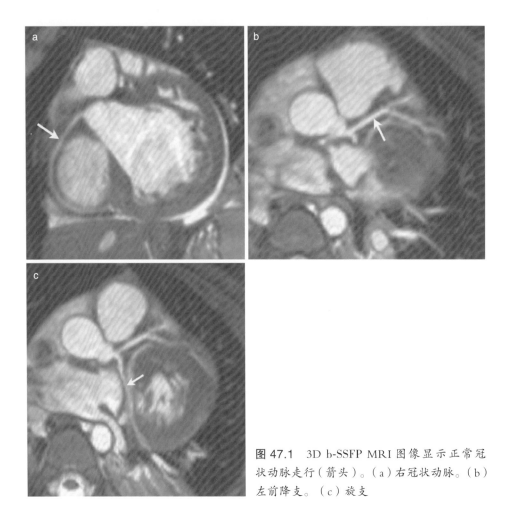

图 47.1 3D b-SSFP MRI 图像显示正常冠状动脉走行（箭头）。（a）右冠状动脉。（b）左前降支。（c）旋支

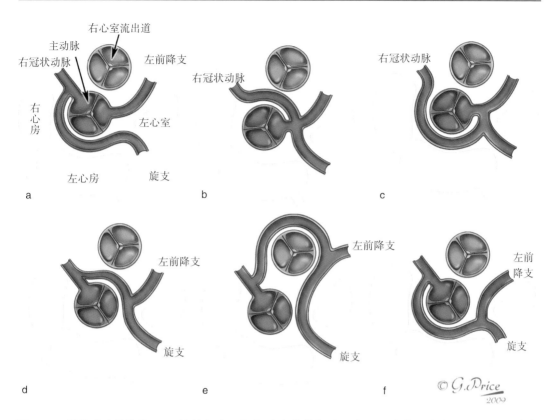

图 47.2 冠状动脉斜轴位 MRI 解剖表型。（a）旋支异常起源于右冠状动脉。（b）右冠状动脉异常起源于左主干，走行于肺动脉干和主动脉之间。（c）右冠状动脉异常起源于左主干，向后走行于主动脉和心房之间。（d）左冠状动脉异常起源于右冠状动脉，走行于肺动脉干和主动脉之间。（e）左冠状动脉异常起源于右冠状动脉，绕行于肺动脉干前方。（f）左冠状动脉异常起源于右冠状动脉，走行于主动脉和心房之间

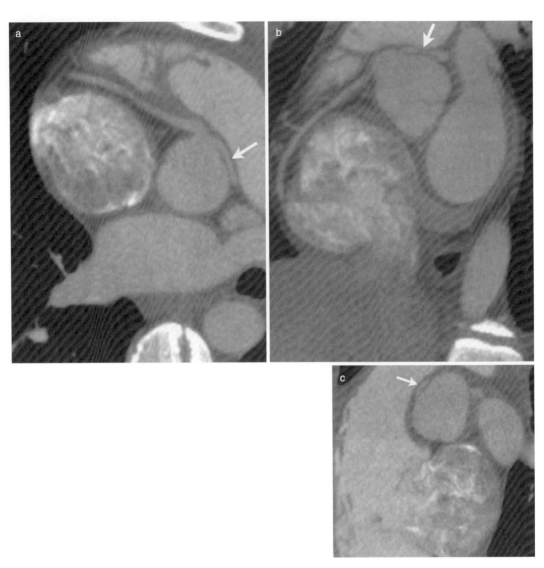

图 47.3　门控对比增强 CT 的 MIP 图像显示左主干（箭头）异常起源于右冠窦，"恶性"走行于主动脉和主肺动脉之间。（a）轴位视图。（b）斜冠状位视图。（c）斜矢状位视图

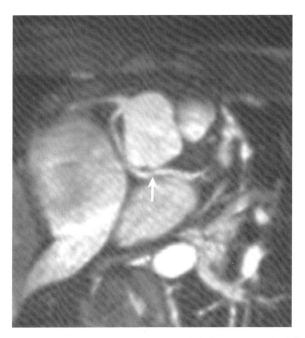

图 47.4　3D b-SSFP MIP 图像显示旋支异常起源于右冠窦（箭头）

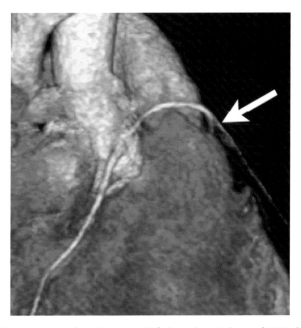

图 47.5　门控对比增强 CT 容积重建显示左主干异常起源自右冠窦，"良性"走行于主肺动脉前方。然而，在进行右心室流出道手术之前需要确定此走行，一旦将其横断，将导致室间隔 / 左心室前壁心肌梗死

48 左冠状动脉异常起源于肺动脉

描述冠状动脉解剖和起源于肺动脉的左冠状动脉。

评估心室功能和容积 ——因心肌缺血引起的扩张和功能不全。

识别二尖瓣关闭不全——继发于心肌缺血。

检查局部室壁运动异常。

检查左冠状动脉近端是否存在逆向或双向血流（最好使用超声心动图）。

术后，检查肺动脉补片位置处是否存在瓣上狭窄，以及左心室容积和收缩功能。
量化二尖瓣反流。

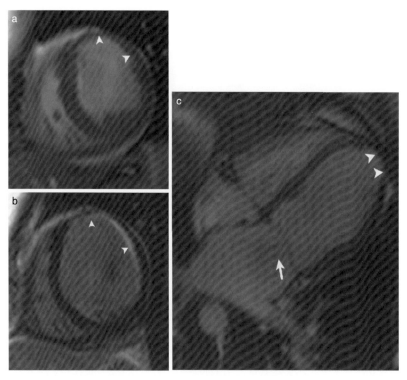

图 48.1   短轴视图显示心肌梗死。（a）收缩期 b-SSFP 图像显示前壁和侧壁心肌变薄及失运动。（b）同一水平的延迟钆增强造影 MRI 图像显示前壁全层瘢痕，并沿侧壁向下延伸的较厚的心内膜下瘢痕。（c）b-SSFP 四腔心切面视图显示左心室缺血性扩张、心尖变薄（短箭头）、二尖瓣反流（箭头）

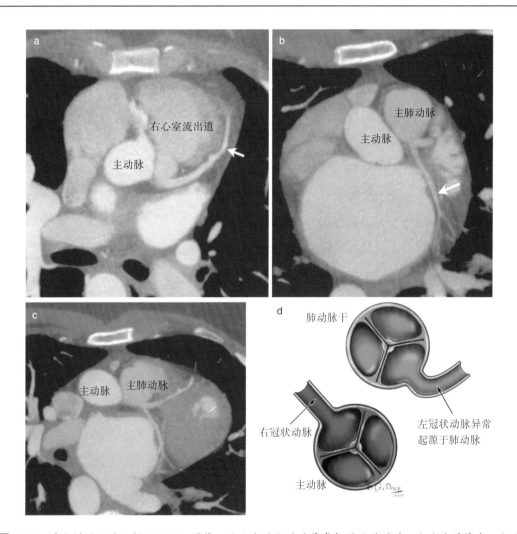

图 48.2　对比增强心脏门控 CT MIP 图像，显示左冠状动脉异常起源于肺动脉。（a）左前降支。（b）旋支。（c）左主干分叉成左前降支和旋支。注意：右冠状动脉起源正常。（d）左冠状动脉异常起源于肺动脉的示意图

49　川崎病

描述冠状动脉走行和动脉瘤——冠状动脉狭窄在冠状动脉造影或冠状动脉 CT 中显示更佳。

记录动脉瘤——数量，位置，大小。

明确动脉瘤内有无血栓形成。

评估心室功能、容积和局部室壁运动异常。

行延迟钆增强造影——节段性心内膜纤维化或瘢痕形成。

识别心肌灌注缺陷。

量化合并的二尖瓣反流或主动脉瓣反流。

观察其他可能受影响的血管——腋动脉，股动脉，颈动脉，肾动脉。

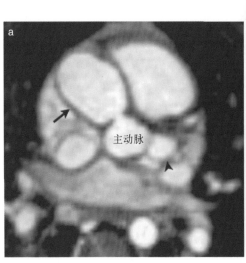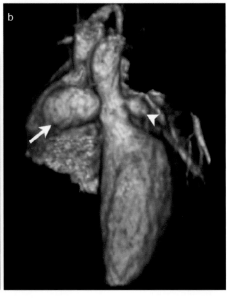

图 49.1　患有川崎病的 8 岁男孩，右冠状动脉（箭头）和左主干（短箭头）巨大冠状动脉瘤。（a）3D b-SSFP 图像。（b）容积重建图像

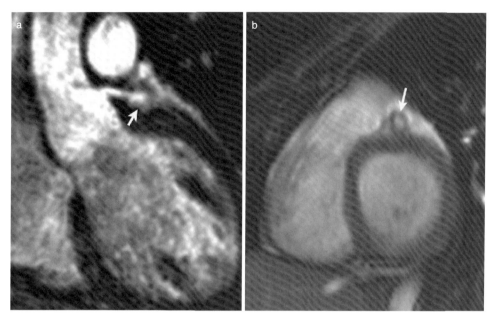

图 49.2 左前降支动脉瘤（箭头）。（a）3D b-SSFP 图像。（b）短轴视图

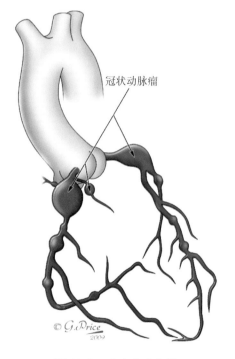

冠状动脉瘤

图 49.3 川崎病示意图

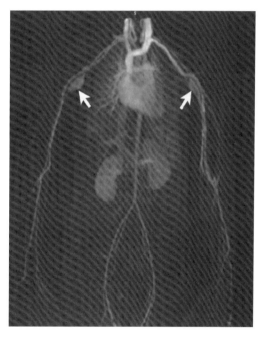

图 49.4 双侧腋动脉瘤（箭头）患者的 CE-MRA 3D 最大强度投影（MIP）重建图像

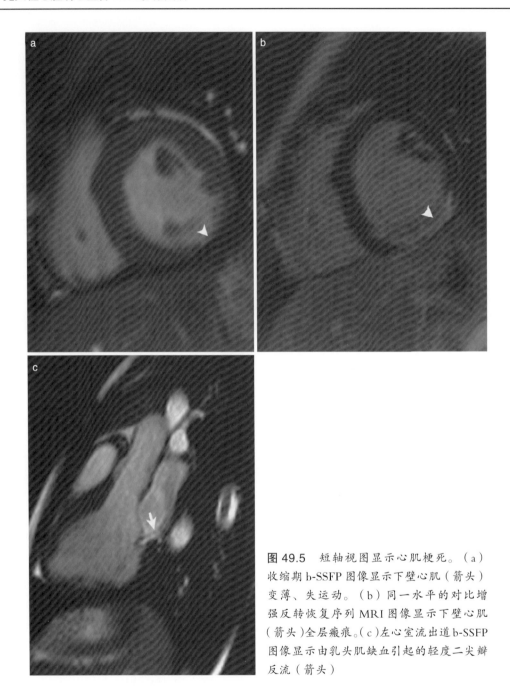

图 49.5 短轴视图显示心肌梗死。（a）收缩期 b-SSFP 图像显示下壁心肌（箭头）变薄、失运动。（b）同一水平的对比增强反转恢复序列 MRI 图像显示下壁心肌（箭头）全层瘢痕。（c）左心室流出道 b-SSFP 图像显示由乳头肌缺血引起的轻度二尖瓣反流（箭头）

50 完全性肺静脉异位引流

描述肺静脉引流情况：

- 心上型：经垂直静脉引流至上腔静脉、无名静脉。

- 心内型：引流至冠状窦，或直接至右心房。

- 心下型：穿膈经门静脉或肝静脉系统引流。

- 混合型：左右两侧肺静脉向不同部位引流。

确定肺静脉梗阻的区域。

明确心房水平右向左分流。

寻找合并畸形——右心房异构。

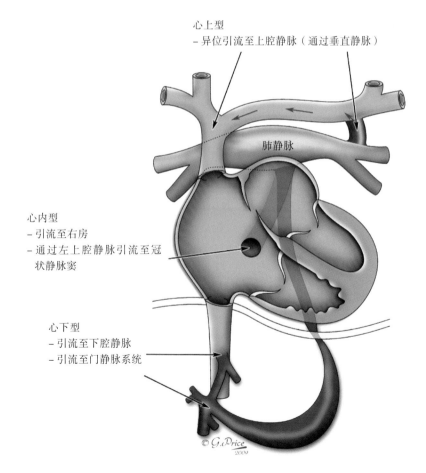

心上型
– 异位引流至上腔静脉（通过垂直静脉）

肺静脉

心内型
– 引流至右房
– 通过左上腔静脉引流至冠
状静脉窦

心下型
– 引流至下腔静脉
– 引流至门静脉系统

图 50.1 完全性肺静脉异位引流示意图

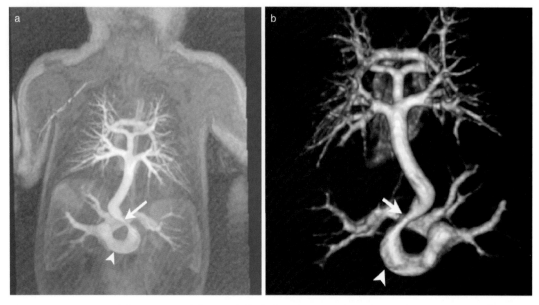

图 50.2　CE-MRA 图像显示心下型完全性肺静脉异位引流，注意垂直静脉进入门静脉（短箭头）之前穿过膈肌（箭头）处管腔狭窄。（a）冠状位 MIP。（b）容积 3D 重建

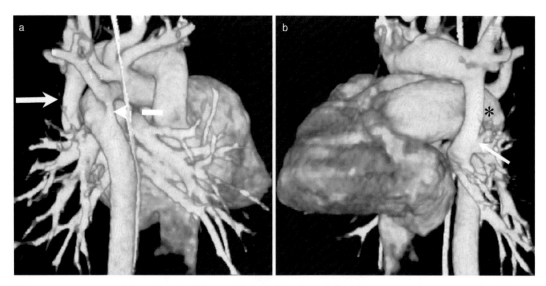

图 50.3　CE-MRA 图像显示心上型完全性肺静脉异位引流（箭头），同时注意主动脉缩窄（虚线箭头）和粗大的未闭的动脉导管（星号）。（a）后面观。（b）左侧容积 3D 重建

51　部分性肺静脉异位引流

描述肺静脉引流情况：

- 右上肺静脉引流至上腔静脉，这种类型与静脉窦型房间隔缺损有关。
- 左上肺静脉通常引流至无名静脉。
- 右下肺静脉可以引流至下腔静脉（"弯刀"征）或肝静脉、门静脉。

评估分支肺动脉——可能并发肺和分支肺动脉发育不良。

测定心室容积和功能，评估右心房扩张。

测定 Qp：Qs。

如果 Qp：Qs 高但无房间隔缺损或室间隔缺损时，需要考虑本病的可能。

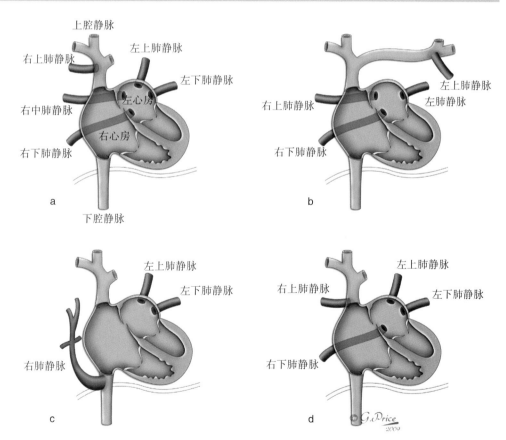

图 51.1　部分性肺静脉异位引流示意图。（a）右上肺静脉引流至上腔静脉，注意右侧存在 3 条肺静脉。（b）左上肺静脉引流至头臂静脉。（c）右下肺静脉引流至下腔静脉。（d）右上肺静脉引流至上腔静脉

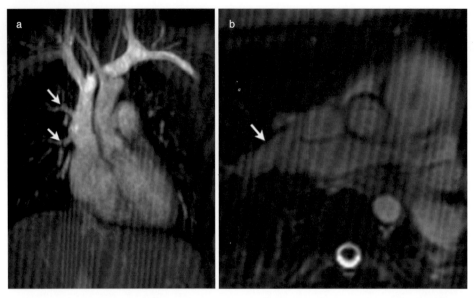

图 51.2　（a）CE-MRA 冠状位 MIP 图像显示右上、中肺静脉（箭头）异位引流至上腔静脉。（b）b-SSFP 图像显示右上肺静脉（箭头）异位引流至上腔静脉

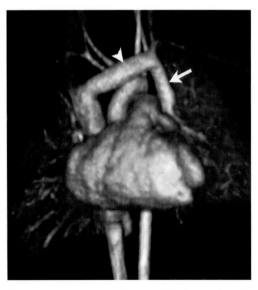

图 51.3　CE-MRA 容积 3D 重建显示左上肺静脉（箭头）异位引流至无名静脉（短箭头）

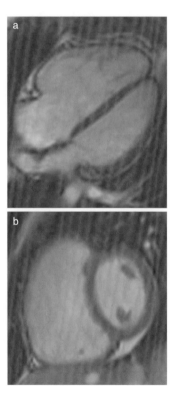

图 51.4　Qp∶Qs 为 3∶1 患者的 b-SSFP 图像显示右心室扩张。（a）四腔心切面视图。（b）短轴视图

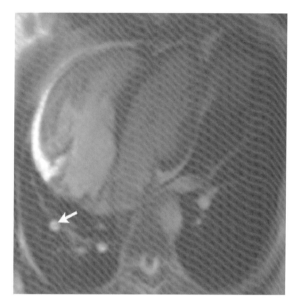

图 51.5 "弯刀"综合征患者 b-SSFP 四腔心切面图像显示：右心室扩张，右下肺静脉增粗（箭头），右肺发育不良，心脏移至右半胸

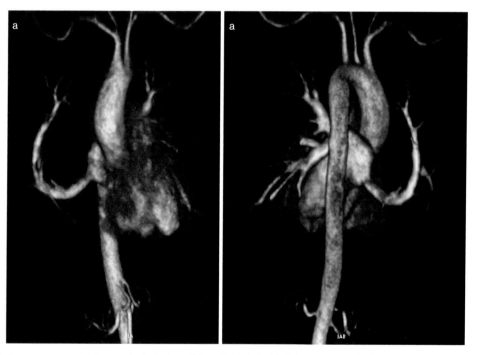

图 51.6 CE-MRA 容积 3D 重建显示："弯刀"综合征矫治术后，右侧肺静脉改道引流到左心房。（a）前面观。（b）后面观

52 三尖瓣下移畸形（Ebstein 畸形）

描述三尖瓣隔瓣向心尖移位或分层失败的情况。

评估三尖瓣前瓣和后瓣的活动度——确定手术修复的可行性。

观察是否存在瓣叶对合不良。

量化三尖瓣反流。

测量右心房扩张和房化右心室的大小。

评估心室功能、容积（左心室可能充盈不足、压缩，右心室可能收缩不良）。

量化右向左分流。

排除右心室流出道梗阻。

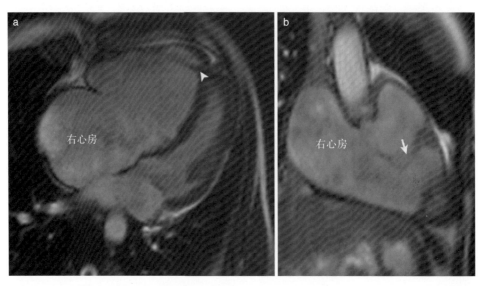

图 52.1 严重三尖瓣下移畸形患者的 b-SSFP 图像。（a）四腔心切面和（b）垂直长轴图像。隔瓣（短箭头）明显向心尖移位，前瓣与右心室流出道粘连（箭头）

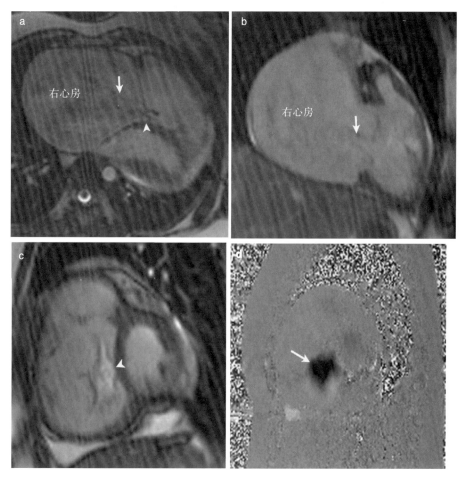

图 52.2　三尖瓣下移畸形患者的 b-SSFP 图像。（a）斜轴视图。（b）垂直长轴视图。（c）短轴视图。隔瓣向心尖轻微移位，但其粘在室间隔上，导致三尖瓣重度反流和右心房重度扩张。（d）三尖瓣水平的平面相位对比流速图显示三尖瓣重度反流

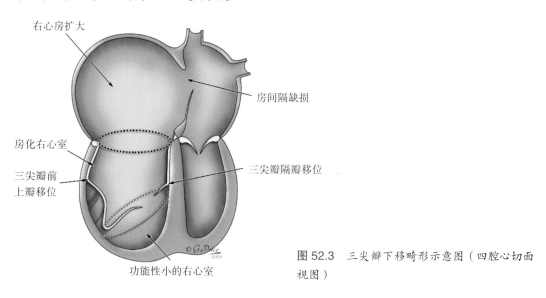

图 52.3　三尖瓣下移畸形示意图（四腔心切面视图）

Uhls 畸形（注意鉴别）

译者注：Uhl 畸形极易误诊为 Ebstein 畸形（三尖瓣下移畸形），前者表现为右心室肌层完全或部分缺失，三尖瓣和肺动脉瓣正常。

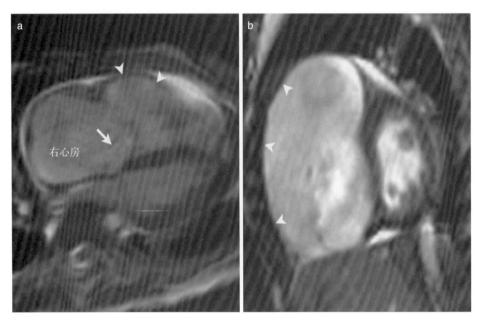

图 52.4 Uhl 畸形患者的 b-SSFP 图像。（a）四腔心切面视图。（b）短轴视图。右心房和右心室重度扩张，右心室壁变薄（短箭头），三尖瓣反流（箭头）

53　右侧异构

确定腹部、心房和支气管位置（仅有心房位置异常定义为心脏异构——形态学上的双侧右心耳）。

描述体静脉（包括肝静脉）引流。

描述肺静脉引流，寻找完全性肺静脉异位引流。

量化心内分流。

明确有无房室瓣反流。

评估心室功能和容积。

寻找合并畸形——大的房间隔缺损，完全性房室间隔缺损，右心室双出口，大动脉转位，肺动脉狭窄或闭锁。

考虑是否有肠旋转不良、大中位肝、无脾、右侧胃、双侧右支气管和三叶肺。

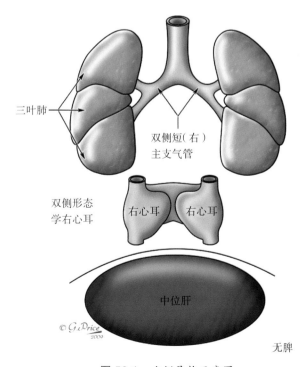

图 53.1　右侧异构示意图

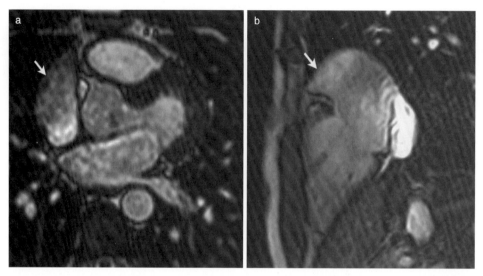

图 53.2 b–SSFP 图像显示正常右心耳外观（箭头）。（a）横断面视图。（b）垂直长轴视图

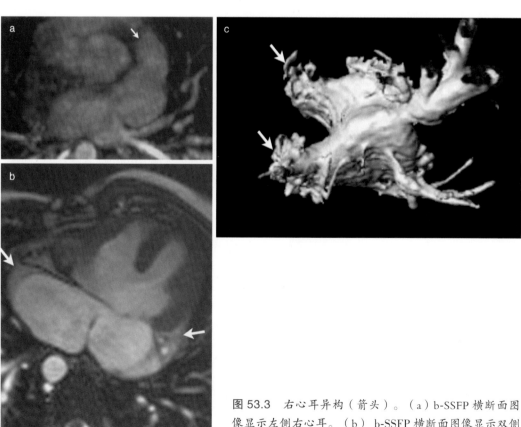

图 53.3 右心耳异构（箭头）。（a）b-SSFP 横断面图像显示左侧右心耳。（b）b-SSFP 横断面图像显示双侧右心耳，（c）容积重建 CE-MRA

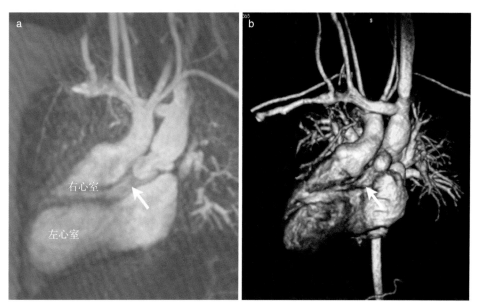

图 53.4　右心室双出口、肺动脉瓣下狭窄（箭头）合并右心耳异构。（a）3D b-SSFP 图像。（b）容积重建 CE-MRA

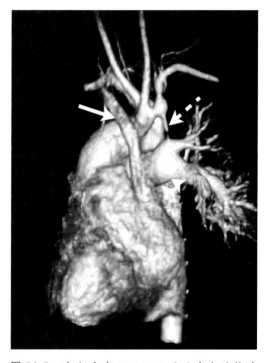

图 53.5　容积重建 CE-MRA 显示左上腔静脉（箭头）引流至没有冠状窦的共同心房。同时注意左肺动脉（短箭头）狭窄后扩张，伴动脉导管未闭（虚线箭头）

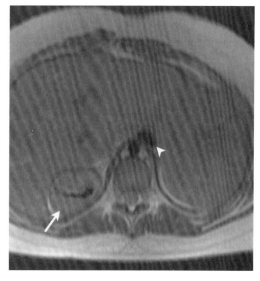

图 53.6　黑血图像显示内脏反位（右侧箭头为胃），无脾。还要注意中线位为主动脉，下腔静脉（箭头）位于其左前方

54　左侧异构

确定腹部、心房和支气管位置（仅有心房位置异常定义为心脏异构——形态学上的双侧左心耳）。

描述体静脉引流——下腔静脉离断，与奇静脉相延续。

描述肺静脉引流。

量化心内分流。

明确有无房室瓣反流。

评估心室功能和容积。

寻找合并畸形——大的房间隔缺损，部分性肺静脉异位引流，室间隔缺损和右心室双出口。

考虑是否有肠旋转不良、胆道闭锁、大中位肝、多脾、双侧左支气管和二叶肺。

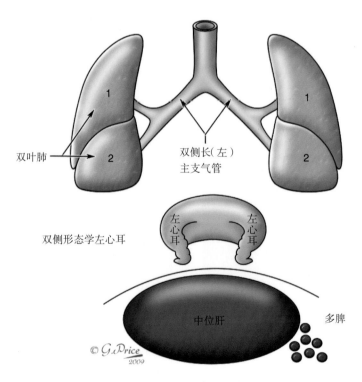

图 54.1　左侧异构示意图

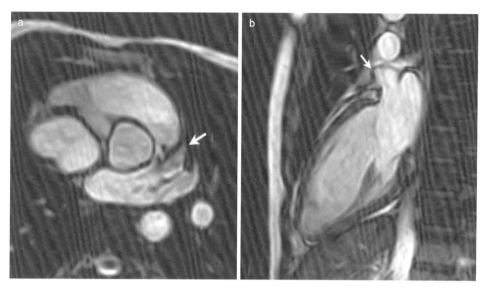

图 54.2　b-SSFP 图像显示正常的左心耳（箭头）。（a）横断面视图。（b）垂直长轴视图

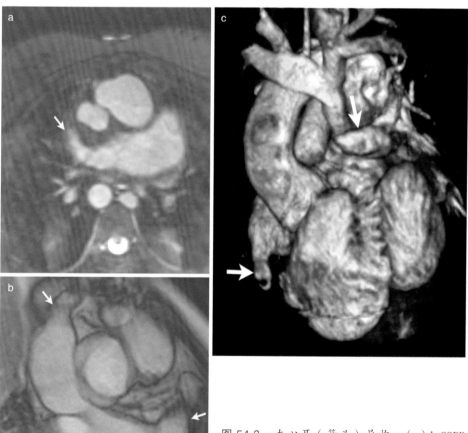

图 54.3　左心耳（箭头）异构。（a）b-SSFP 横断面图像显示右侧左心耳。（b）b-SSFP 横断面图像显示双侧左心耳。（c）容积重建 CE-MRA 具有相同表现（箭头）

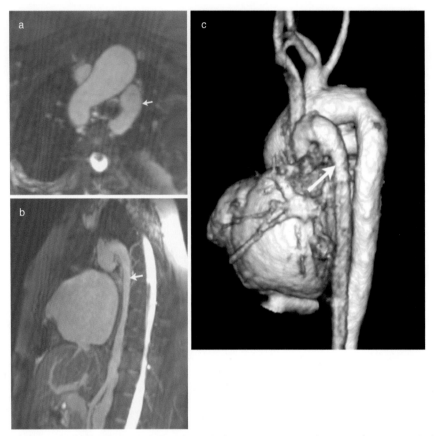

图 54.4　下腔静脉与奇静脉相延续（箭头）。（a）主动脉弓水平横断面 MIP 图像。（b）矢状位 MIP 图像。（c）容积重建 CE-MRA

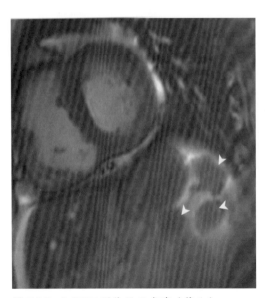

图 54.5　b-SSFP 图像显示多脾（箭头）

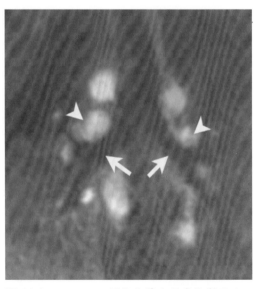

图 54.6　CE-MRA 冠状位最小强度投影显示双侧左支气管（箭头）和支气管上方的双侧左肺动脉（短箭头）

55 延伸阅读

Anderson RH, Baker EJ, Redington A, Rigby ML. Paediatric Cardiology: Expert Consult. 3e. London: Churchill Livingstone, 2009

Braunwald E, Gatzoulis MA, Swan L, Therrien J. Adult Congenital Heart Disease: A Practical Guide. Hoboken:Wiley-Blackwell, 2005

Bogaert J, Dymarkowski S, Taylor AM. Clinical Cardiac MRI. Berlin Heidelberg:Springer, 2005

Lai W, Mertens L, Cohen M, Geva T. Echocardiography In Pediatric and Congenital Heart Disease: From Fetus to Adult. Hoboken: Wiley-Blackwell, 2009

Yagel S, Gembruch U, Silverman NH. Fetal Cardiology: Embryology, Genetics, Physiology, Echocardiography Evaluation, Diagnosis and Perinatal Management of Cardiac Diseases（Series in Maternal Fetal Medicine）. 2e. London: Informa Healthcare, 2008